小紅調經書

6階段生理週期健康法，28天變瘦變美變年輕

作者／
鄒瑋倫 中醫師

〔第一章〕女人身體裡的月曆

〔第二章〕神奇的六階段小紅調養術

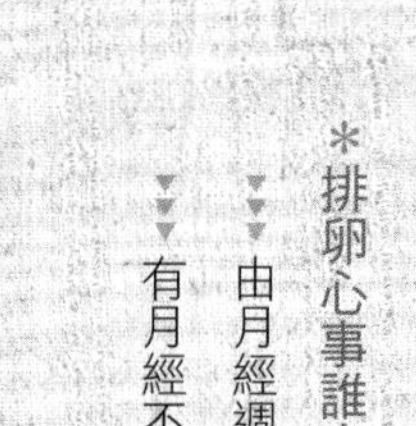

目錄

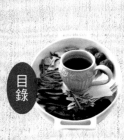

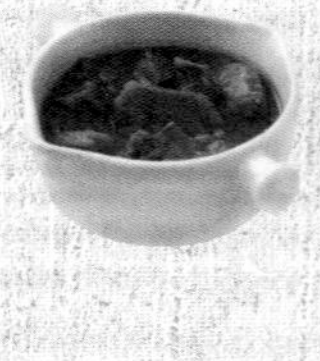

〔第四章〕月來會月順的18道小紅調理食譜

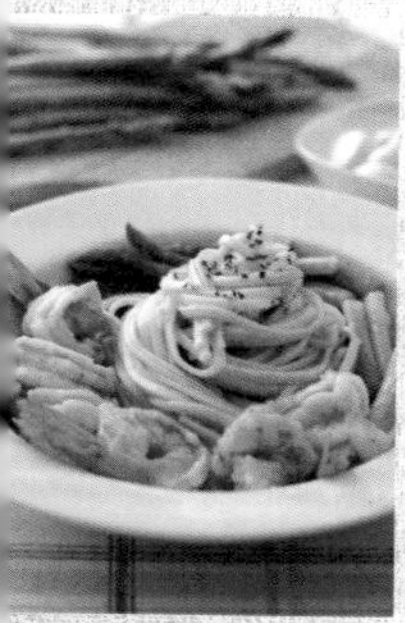
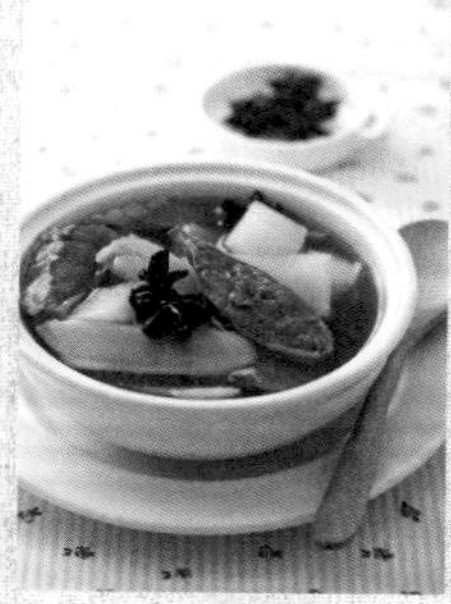
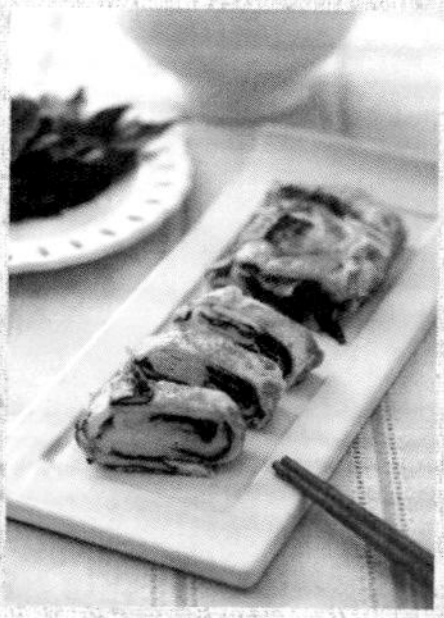
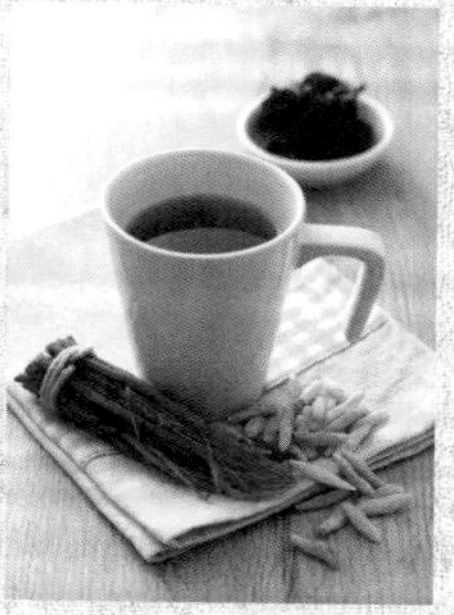

作者序

女人專屬的健康祕方

每天面對病人，也看到幾年來醫病生態的微調。

當病人走進診間，越來越多的病人，第一句話，都是說：

「鄒醫師，我也不知哪裡有病，但我就是全身不舒服。」

「鄒醫師，我覺得不對勁，但檢查驗血報告都很好。」

「鄒醫師，我檢查過什麼都很好，但就是生不出來。」

這些病人都有個共通點，月經都不順——不是不來，就是不停，血流不出來，甚至一個月來三次，更誇張月經天數不是五到七天，而是用「小時」來算。

想當然爾，這些都是女病人，所以有時我已經誤認我是「女醫師」——專看女病人的醫師。壞處是，滿坑滿谷的女生，男生嚇到不敢進來找我。

對！現在男病人都會在外觀望一分鐘，很有勇氣的才敢進來和女生混一堆，哈哈！

從七、八歲到七十七、七十八歲的女生，都有上述的這些苦惱。很高興時報出版公司聽到我的內心，要出版這本簡單易懂、專屬女生的工具書。

當然，坊間並不缺抗衰老的書籍，但是我仔細想了想，《小紅調經書：6階段生理週期健康法，28天變瘦變美變年輕》和其他的調理書到底有哪裡不同，應該是：「這是一本屬於女中醫自己保養調理和開藥準則的聖經，但，此本為簡易版聖經，保證眼睛看了不會冒圈圈。」

另外，說簡單也超簡單的，為什麼呢？

從古至今，陰與陽，男與女，少與老，美與醜，多與少，氣與血，本是亙古不變，永恆規律的，月經的推遲遞延或提早，子宮內膜的剝落生成，就像恆河潮汐受到月亮引力，造就女生一個月一個月的月經，每七年每七年的初老和輕熟女症頭，以及中年美魔女和不老童顏女的讚歎，都全靠血氣陰陽的順暢！

月經沒變，恆河沒變，月亮皎潔也不變，變心的是現代忙於吃喝玩樂，忽略自己身體發出警訊的小女生。月經的規律穩定，就如同每月的小體檢，告訴自己現在體能狀態，營養滿分，機能滿分。

老阿嬤年代的保養方，從多年前的黑糖活血補血，到現在連紅豆水補鐵質都大夯。事實上，生活不是在於一窩蜂網購紅豆水就會美到掉渣，而是尋出身體自己的節律。

我用本書來告訴大家什麼叫做輕鬆快樂調經，而不用每週每月來中醫診所調經調身體。月經能通、順、血充色艷，當然人就輕鬆。

鄒瑋倫

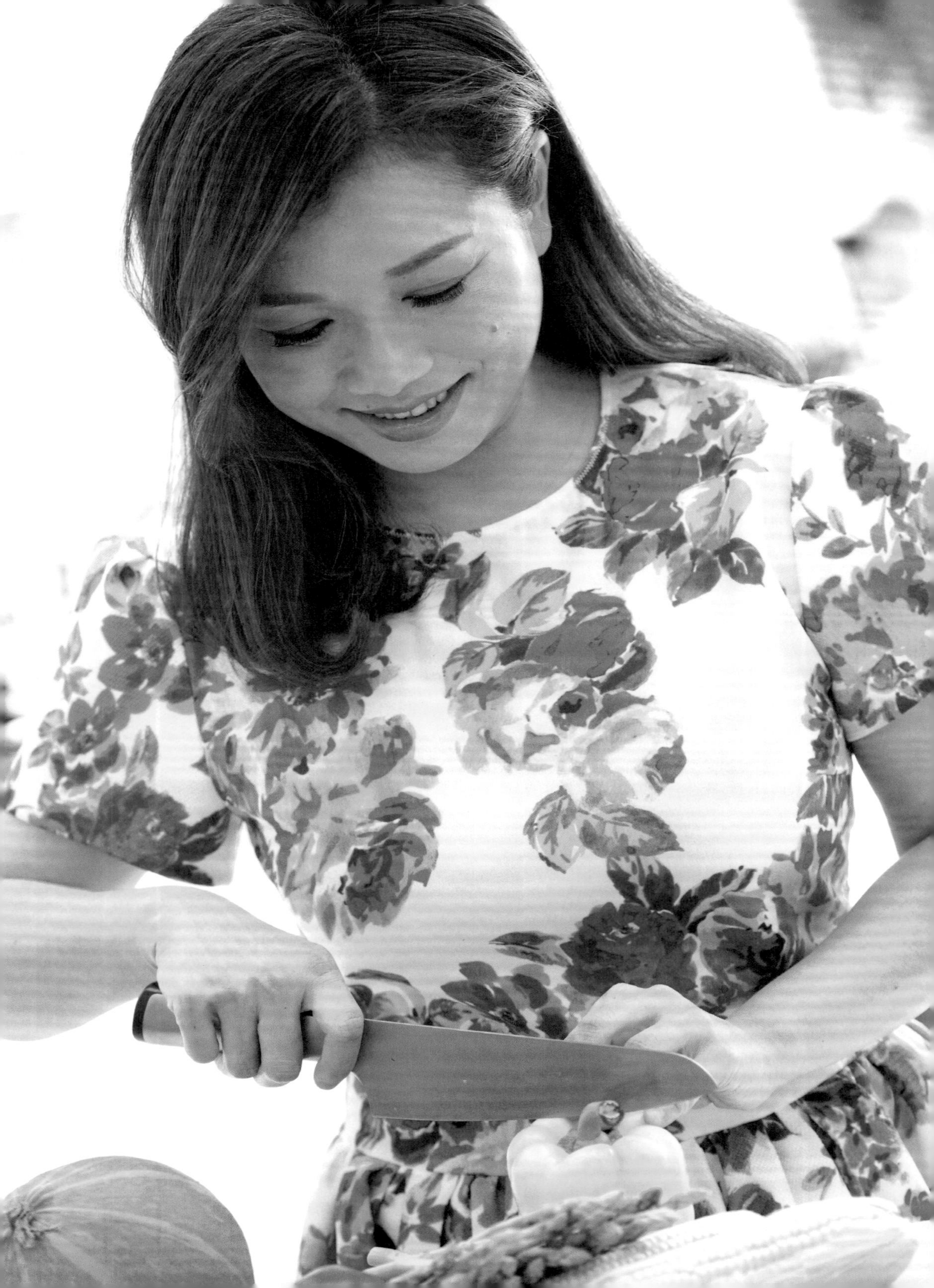

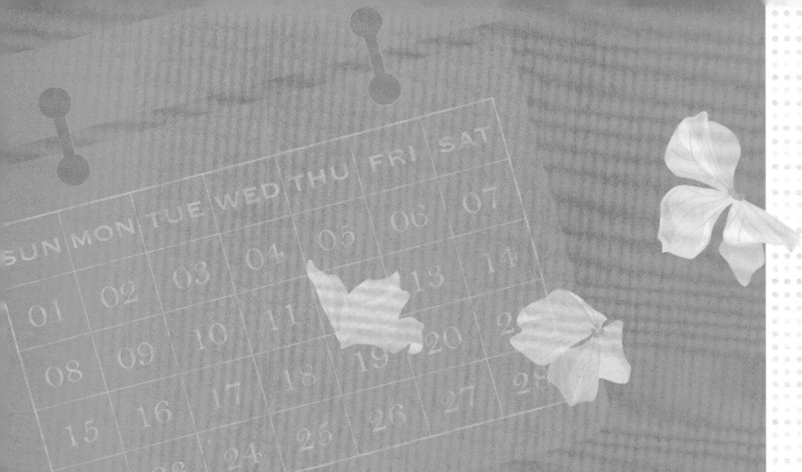

第一章

女人身體裡的月曆

女人的每一天都獨具意義，為了孕育下一代而精密設計的身體律動，與五臟六腑運血行氣交互影響，日復一日的在體內變化著。它如同運行中的火車一般，只要有一天，一個環節鬆脫，就可能抵達不了當月的終點站，那就是月經來潮。所以說，女性的月經就代表了她上個月的健康成績單。

女性從小紅來潮之後，就會依序進入補血期、排卵期、補氣期，每一個時期都要慎重以待，不可輕忽。身體裡的自然周期，就如同一本隱形月曆般，只要把每一個時期都調整在最佳狀態，那麼，對於一個女人一生所要經歷的經、帶、孕、產、哺乳、更年期，都會有很大的幫助。

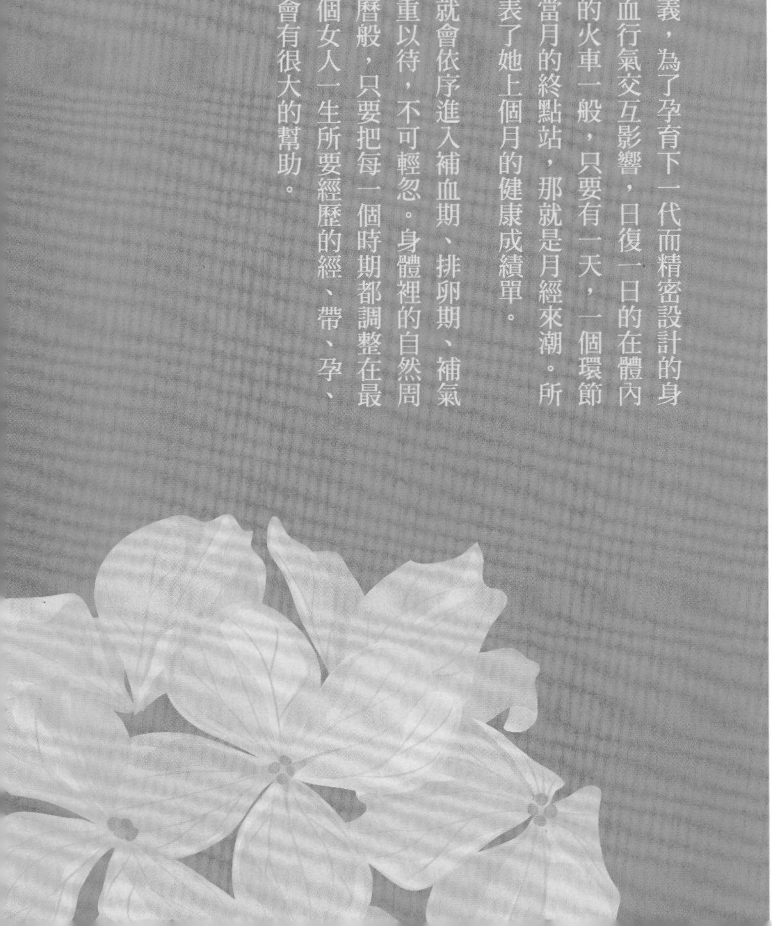

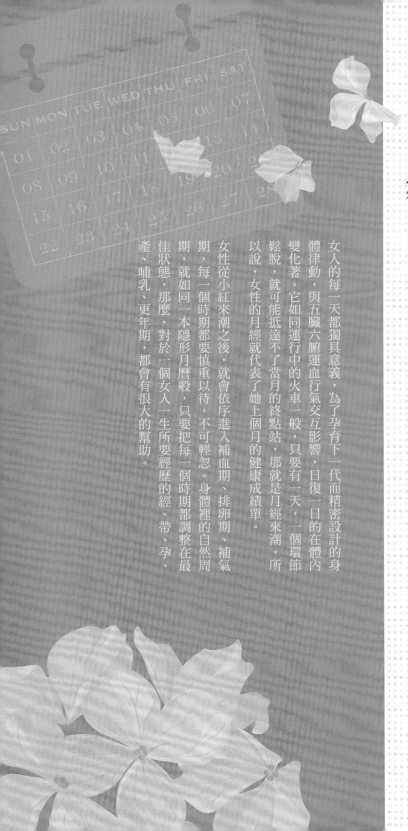

01

月經讓妳更懂得疼惜身體

月經是女人身體一種規律性的表現，每個月有二十八天週期，每一次週期有五天月經。

女性的大半輩子，都要經歷這樣的週期性變化。

對於男人來說，人生的週期是生老病死，不能逆轉或回復，而對女人來說，人生除了生老病死的大週期外，還有小週期，那就是每個月的生理週期。生理週期與身體健康息息相關，女人只要能及時注意透過月經症狀與各個不同時期所發出的身體與心理警訊，就可以把健康調整好。

來不來、順不順，全靠天癸決定

為什麼人類具有生育能力，能孕育下一代生命呢？從中醫的觀點來看，這是因為每一個人的身上都有一種物質，叫做「天癸」。這是種從腎氣而來，能夠促進生長、發育以及生殖功能的物質（相當於西醫所說的「荷爾蒙」的概念，包括有動情激素與黃體素），不但能促使月經來潮，而且也能讓月經週期維持正常。

我們的老祖宗在二千多年前的養生寶典《黃帝內經》中早就提到，女性天癸的運行周期是以七年為一個巨大變化的階段，從七歲開始，到四十九歲為止，共會經歷七個重要時期。像現在日本正流行的「七的倍數」保養法，其實就是從這個概念演伸而來的。

例如，七歲時，腎氣充足，乳牙會換掉，開始長恆齒；「二七而天癸至」，到了十四歲之後，開始有月經，同時具有懷孕能力。到了四十九歲，「七七任脈虛……，天癸竭」，進入更年期，天癸耗竭，月經沒了，也逐漸失去生育能力。

在這七個重要時期，身體會產生巨大的轉變，因此也是中醫認為非常重要的調養時期。可以說，中醫對於女性身體調養的終極目標，都是為了促成身體在這七個時期皆能健康順利度過。

儘管隨著時代與醫療進步，人們平均壽命延長，然而，天癸運行周期卻仍是不變的。甚至，由於現代社會壓力以及環境污染等問題，提早絕經與不孕的女性反而有增加趨勢。

女人的身體作為哺育新生命的沃土，所以按月至少產出一個卵子，若卵

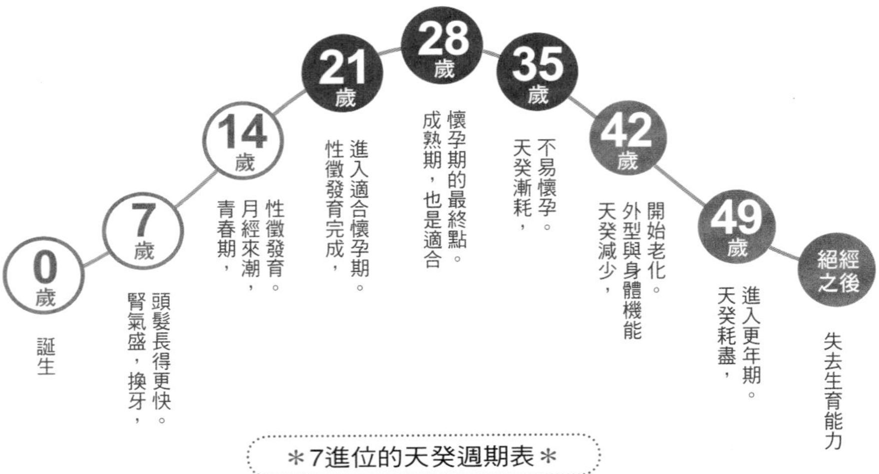

＊7進位的天癸週期表＊

子未能與精子結合，便會代謝掉，並且為下一次產出卵子做準備，月月如此，直到停經。這個過程不僅與女性的生育能力相關，更與女性的健康相關。如果女人具有良好的生育能力，無論有無生子的打算，健康狀況都會良好。

在中醫婦科的經、帶、胎、產四大類疾病中，月經也是首要的疾病，所以經期順不順，可以說決定了女人一生的健康事。

每月一次的免費健檢

女人以子宮為主的生殖系統，在中醫稱為「胞宮」（包括卵巢、輸卵管等生殖器官，並非單指子宮）。女性自十四歲起進入青春期，按月排卵；此外，和男人發生性關係後，就有機會使精子和卵子結合而懷孕。

因此，女人從初經來潮到絕經為止，每一個月都是處在準備懷孕的備戰狀態。也就是說，無論妳有沒有男朋友、有沒有結婚，或者有沒有懷孕的計畫，妳的身體在健康的情況下，都是準備好可以懷孕的。

當每個月身體開始排卵，胞宮接收到訊息後，子宮內壁便會逐漸增厚，注入氣血養分，預備好一個讓受精卵著床的環境。等到卵子排出幾天之後沒有受孕，它就會進入枯竭死亡的狀態，這時候，胞宮又接收到訊息，知道沒有受精卵要著床了，所以要趕緊重整，把原先預備好給受精卵的子宮內膜、氣血養分，隨著枯竭的卵子和廢棄物一起排出體外，好預備下一個月下一顆卵子誕生的環境。

胞宮接受卵子排出的環境，與接受受精卵著床的環境不同，幾乎可以說是完全相反的。所以女人每個月都進行了兩次身體的大變化，一次是排卵期，一次是小紅期。月經就是宣告了那一個月，女人身體為生育所預備的胞宮狀態，要開始進入結束與重整。而經血的排出，也帶走了那個月女性身體所產生的種種雜質與廢棄物。

很多女人都很討厭月經帶來的麻煩與疼痛，但其實我覺得女人反而要感謝老天爺給予這種「每一個月重整身體系統」的機制。因為月經就是一個健

＊排卵的過程＊

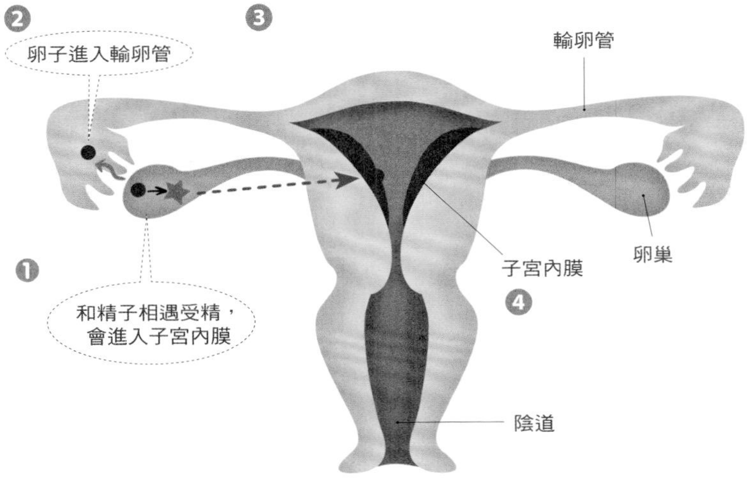

❶ 子宮兩側各連接一個卵巢，每個月都有幾個卵胞（即卵子的原形）會成長。

❷ 一堆的卵胞只有一個會長大成熟變成卵子，從卵巢中排出，這就是排卵。排出後的卵子會被送進輸卵管中，進入子宮。

❸ 排卵後，子宮為做好懷孕的準備，子宮內膜會逐漸增厚，成為足以培育受精卵的溫床。

❹ 當受精卵埋入子宮內膜中安全地著床，就是懷孕了。如果沒有懷孕，無用的子宮內膜就會剝落脫離，排出體外，這就是月經。

康評量表，妳的月經有沒有來？來得多少？有無痛經？月經的顏色如何？量多或量少？白帶多或白帶少？各都代表了當月飲食、生活乃至心理是否健康的成績單。如果那一、兩個月，女人為七情所傷、外感寒熱、腎氣不足、房事勞累；或生產後調養不佳、勞累過度；或氣血不足，衝任受損，使肝腎脾功能失調等，就會使月經不順。那也是提醒妳：該好好休息，善待自己了。

若沒有感到疼痛、不適，或其他明顯的症狀，多數人都不會注意健康。所以相較於男性，女性每個月都能從生理週期警覺到自己的健康狀態。我想，這大概也是女人平均壽命會高於男性的原因之一吧。

健康美人的養成祕訣

我有個病人從小氣血兩虛，青春期之後就月經愛來不來，之後又惡性減肥，最長還曾經六個月不見「好朋友」。而且，她常常動不動就暈倒，藥罐子不離身。她本來這輩子沒結婚打算，因為父母離異對她的打擊太大，所以她交男朋友都是交心酸的，還很開心自己這樣不容易懷孕，所以省掉墮胎的麻煩。

直到她遇見她的真愛之後，那就不一樣了。她不但積極和她男友結婚，更積極想要幫他生小孩。她為了生小孩所以來找我。後來她兩口氣接連生了兩個小女孩，而且生產之後體質變得更好，因為懷孕也是女人重整健康的一大關鍵，如果在懷孕和坐月子期間調養得好，生完小孩還會更強壯。

女人的身體會為了懷孕而努力變健康，這是上天給予女人的責任和禮物。有人說不婚不孕的女人容易變老，其實應該是說，如果女人不婚不孕，她的身體就會自動弱化黃體素以及女性荷爾蒙，因為沒有使用它們的必要，它們就會覺得自己不重要而弱化，甚至消失了。同樣的道理，女人如果沒有月經，或是月經來得七零八落，那也很容易變老，因為這代表身體沒有預備好足夠的女性荷爾蒙。

所以女人不但要感激每個月月經的降臨，更要好好珍惜它。

02

小紅常見的六大惱人症狀

多數女人在經期的共同之苦，就是經期前焦慮不適，行經期疼痛難耐，或量爆多、血塊多、量太少。如果只把焦點放在行經期和經期前後，根據已知的症狀去治療，效果比較有限（簡而言之，就是頭痛醫頭，腳痛醫腳，治標不治本啦）。

提到這個，我就覺得現代人很笨，平常拼命大吃大喝晝夜顛倒努力賺錢，心想萬一哪裡病、哪裡痛，去給醫生看就好，但就像我一位看透世事的老病人感嘆的：「我那個肝臟從四十五歲壞掉之後，一直吃藥，有好嗎？沒好啊，只是拿來撐著用而已。」所以，治未病是很重要的，不要年紀輕輕就什麼器官都只能撐著用。

我看過的病人當中，各種常見與奇特的月經症狀不少，真的不禁要讚嘆老天造人實在神奇，每一個人都有不同的體質，產生的月經症狀也各有不同。多數人是痛經、頭痛、拉肚子，這是基本款的症狀。我也遇過有病人月經一來，就發燒感冒，也有掉頭髮的、皮膚過敏的、鼻塞的、氣喘的……，總之，妳想得到的不舒服都有。

月經來和身體的器官運作都大有關係，所以說不準妳的月經症狀會剛好「射中」哪一個器官而出毛病。為什麼會這樣呢？因為月經來時會運動到身體的氣血，支持身體把經血和廢棄物排出體外。為了執行好這個任務，身體裡的氣和血都要大調動。比如，我們假設妳的腸胃本來就很虛，如果還要再調一些氣血來支持月經，當然腸胃就會更弱了。

女人最討厭的好朋友——痛經

自從百年結婚潮之後，又接續著百年生子潮。從名人結婚生子、先有後婚、不婚也有開始，生子變成王道。不但要生子，而且生完了要像沒生過一樣，擁有絕佳的氣色和好身材，這才是做為一個現代女人的驕傲。奇怪以前政府那麼努力宣導增產報國，都比不上名人帶頭生孩子。

那一段時間來看診的陌生面孔很多，而且都是「年久月深」的痛經女人。從不為痛經看醫生的理由如下。

「我媽說痛經是正常的，不用擔心。」這是乖寶寶說的。

「拉肚子兩、三天就會好，反正現在也有生理假可以請，沒關係。」這是獨立自主的現代女性上班族說的。

「醫生，我很能忍痛。」這是連生理週期都搞不清楚的帥氣女俠說的。

「我媽和我的姊妹淘都說，結婚生孩子之後，痛經就會好。」這是唯姊妹淘是從的女人說的。

「流血哪有不痛的？」這是女學生說的。

既然如此，為什麼還要來看醫生呢？只有兩個原因，一個是想懷孕了，另一個是除了痛經之外，還伴隨發生其他的婦科疾病。有些女人痛經了大半輩子也能順順利利懷孕生子，而且還真的在結婚生子之後，痛經症狀就緩和了；而有些女人卻一直深受痛經之苦，甚至還因此而無法生育；至於有些女人則等到懷孕生子之後，還是痛。

痛經是月經來時，下腹部、下背部以及大腿鼠蹊部產生疼痛。因為排卵之後若未受孕，子宮會用收縮的力量幫助內膜剝落；而子宮內膜崩解所產生的前列腺素，能夠幫助子宮收縮讓經血順利排出，但若分泌過多也會使子宮收縮力增強而造成痛經。中醫認為，要解決痛經的問題，還要深入了解先天體質和後天健康所造成的狀態。

中醫將痛經分為以下四種類型，每一種類型都有不同的原因，也有適合的藥物或食療法，能幫助舒緩疼痛。

愛吃冰冷食物的寒凝血瘀型

寒凝血瘀的人就是平時愛吃生冷食物，月經期間又愛吃冰，所以造成子宮寒冷，血氣要下卻下不來，或者整個凝結在子宮動不了，就痛給妳看。所以，改變飲食習慣就能改善症狀。

這類型的痛經治療比較簡單，可以從溫暖子宮下手，像是吃當歸四逆湯或桂枝茯苓丸，或是喝點生薑紅糖水都能緩解疼痛。

心情鬱悶的肝鬱氣滯型

現代女人痛經的原因多是這一類型，因為情緒壓力大所造成。現代女人未婚之前要忙著衝事業（很衝，因為覺悟了現代男人不可靠），忙著物色真命天子，忙著督促男友娶她；婚後又要忙著經濟與生活壓力，忙著盯老公的薪資入帳，以及有沒有和外面的女人過從甚密。若是又有孩子，還要忙著盯孩子的健康和教育問題。如果再加上父母公婆照養以及婆媳家庭問題，那還不肝氣鬱結、氣阻滯於任沖二脈嗎？

對於這類型的痛經，中醫通常以加味逍遙散、五積散，來理氣活血，化瘀止痛。不過藥助也要天助，女人得學會紓壓才好。樂觀大而化之就是我射手座的本性，雖然工作繁忙但絕對不會忘記讓自己爽快，我這樣做是為了活得好活得久一點，也不要痛經。

缺乏營養的氣血虛弱型

我有時候會勸我的病人，如果工作那麼慘烈，非要一天十個小時以上，周末又沒有休假，那倒不如去打個小工賺個小錢就好，不要搞死自己。妳要當人生的勝利組，得先比氣長。

氣血虛弱型的人，因為氣血不足，無法將營養能量運行到身體各部位，而且吃進去的營養也轉化不起來，簡而言之，就是身體到處都缺乏營養，所以容易疲勞、倦怠、貧血，等到需要大量運作身體氣血的經期來臨時，症狀就會爆發。對於這類型的痛經，中醫通常會以當歸芍藥散益氣補血。

有不孕症危機的肝腎虧損型

如果先天不足，腎氣虧虛，子宮就會虛寒作痛。簡單地說，就是生殖泌尿系統或是子宮先天比較虛弱。

這種體質的人調養比較耗時（因為先天決定了很多事情），也是被我歸類於「人各有命」的那種類型。但有拜有保庇，可以從養肝滋腎的藥方著手調養，例如吃八味地黃丸、溫經湯等。

「十女九帶」的羞羞病——白帶

中醫稱白帶為「帶下」，這是從陰道滲出的分泌物，長得像蛋清一樣的液體，有點黏性。女性開始排卵有月經之後，就會有白帶。

在排卵期的白帶會較多且濃稠，是因為在那個時期女性的陰長運動達到極致（陰長運動就是身體運作產生卵子的機制，詳見第三十七頁的說明），陰液增加。而這些陰液當中的物質，就是由促成卵泡發育的雌激素所形成的。

以前的人生活窮困，女人較少補充到蛋白質，營養不夠，所以雌激素分泌較不足，白帶也相對較少；可現在的女人營養充足，而且吃肉比吃菜還要多，雌激素豐富得不得了，於是現在的白帶女多於魚乾女了。

除了飲食習慣改變造成白帶增多之外，還有一些特殊情形也會使白帶增加，像是如果骨盆腔充血，陰道滲出的液體也會增加，所以月經來潮前後，或是性興奮和性交後，白帶就會增多。另外，懷孕時女人的雌激素分泌旺盛，所以白帶也會多。

那如果女人停經之後，雌激素沒了，白帶就會變少嗎？錯，由於雌激素變少，對陰道的保護力減弱，使陰道很容易感染、發炎，所以白帶反而會變多。

此外，如果女人身體的器官發生病變，或是有細菌侵入，這種白帶會立刻變成黃色或黃褐色、有異味，還可能造成腹部疼痛，這時候就要趕緊來看醫生我。

我們中醫認為女性的帶下疾病有幾個證型。

身心疲累的脾虛肝鬱型

身體操勞、心理疲憊，容易憂鬱，結果脾虛聚濕，肝鬱化熱，使身體偏濕熱。因為濕性趨下，就像水往下流的原理一樣，結果導致濕熱下注到白帶分泌物當中。

腎不好的腎虛型

腎虛簡單來說就是腎不好。而中醫所說的「腎」，包含了西醫的泌尿系統與婦科的內分泌生殖系統。

腎不好可能是天生的腎氣不足，也可能是後天的房事太操，或者是女性生產多次（小產也算），耗損了腎氣，不但容易腰膝酸軟，也會反映在帶下症狀上。

但說真的，其實房事多或者生產多並不是問題，主要是自己能不能根據自己的體質「量力而為」。

＊＊＊細菌感染的濕熱型

濕邪侵入胞宮，簡單地說就是細菌感染，腐敗了生殖系統裡正常分泌的白帶，使得白帶顏色變濃、變臭。

除了以上看起來比較專業的病理原因之外，女性也要特別注意陰道清潔問題，因為也有人會因為避孕器或衛生棉而導致陰道發炎。

通常我治療帶下症狀會以健脾化溼為主，建議病人吃些芡實、淮山、薏仁、白果，而且要杜絕冷飲和生冷食物。另外還有一種外用薰洗藥可以相助，是使用銀花、黃柏、大黃、龍膽草、明礬、伏苓等中藥材，熬煮成汁後

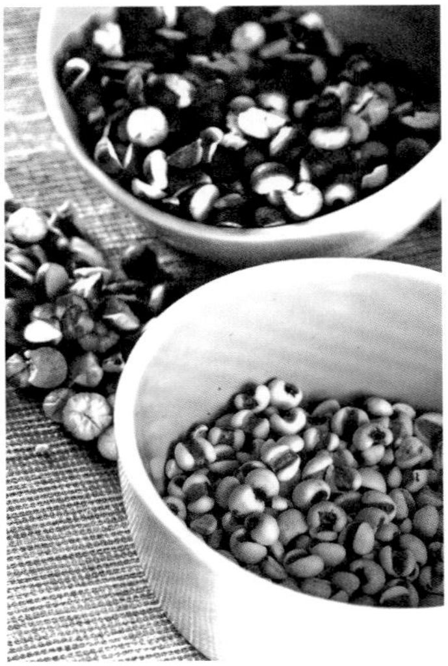

白帶是因體內有濕氣所致，除了要少吃生冷食物外，食用芡實、薏仁等，也具有健脾利濕，收澀止帶的效果。

洗浴。

我有很多病人帶下疾病反覆發作，過一陣子好像痊癒了，但隔些時候又再復發。從中醫的角度來看，造成帶下疾病的黴菌或滴蟲，其實只是一個表徵，真正的根源還是在於內在體質，體質如果沒有調養好，還是濕熱，在脾虛又腎虛的情況下，那麼這種身體環境仍很容易造成感染。

所以對於嚴重的帶下疾病，中醫治療會先以清熱解毒為主，再輔以利濕，把濕氣排出體外，等症狀改善之後，再全方位健脾補腎，這才算是完整了陰部的防禦功能。病人應該要有點耐心，即使症狀好轉，也要再延長規劃三到六個月的治療期間，好好把體質調好，這樣，床笫歡樂也會更棒啊！

白帶外洗藥方

材料：蛇床子30克，百部、黃柏、苦參各15克。

做法：將所有藥材放入紗布袋中，加800克清水，煎煮約半小時，取出藥包後，待水溫涼至人體可接受洗浴的溫度，用於清洗陰部，早晚各一次。

功效：可殺菌消炎，止癢去痛。其中，黃柏、苦參大苦大寒，可清熱燥濕；百部、蛇床子能除濕殺蟲止癢。

夜夜煎熬的痛苦——失眠

月經來的時候，有些人特別容易疲累，但等到了睡眠時間卻又睡不著。有時候是因為心情「阿砸」所致，有時候則是痛到睡不著，這時候要她聽古典音樂或數小羊她都辦不到，只想叫醫生開給她安眠藥。

月經來的時候會失眠，是因為身體大量失血，讓原本負責藏血功能的肝臟沒血可以用；此時全身器官又動了起來，要把經血排出去（也就是陽長運動），把可憐的肝臟操過頭，沒辦法好好休息，形成「肝鬱血虛」的情況。

人體處於亢奮狀態，就會不想睡或是想睡卻睡不著。

對治這樣的失眠，可以喝酸棗仁湯，藥方是由酸棗仁、茯苓、知母、川芎、甘草加減搭配而成。既可以養肝血，安神定志，又可以清除陽長運動造成的熱氣。身體不燥熱，肝臟不發脾氣，月經來時自然好眠。

讓頭腦大當機——頭痛

有些人月經要來之前的指標就是頭痛，她根本不必算小紅什麼時候到，反正只要開始頭痛，她就知道要準備衛生棉了。

月經來的時候會頭痛，是因為身體裡的血液都發配到邊疆，下行到子宮去了，腦袋需要的血液不足，它就會發脾氣。腦袋發脾氣可能會讓妳頭暈或頭痛，如果是頭暈，就會產生貧血症狀；如果是頭痛，那麼除了要注意貧血之外，還要注意身體是不是太冰，像是洗頭後不把頭髮吹乾，或是吃太多生冷蔬果等，都是會讓體內變成「廣寒宮」的原因。當腦袋血液已經夠少了，還上不去，自然會頭痛。

至於有些頭痛症狀則是心理因素，像是月經來了會特別煩躁，容易為小事發脾氣，大腦又大當機無法處理問題，也會頭痛。

月經來的頭痛症狀基本上可以走補血一途，像是多吃點豬肝、葡萄等補血食物。

因身體虛寒所致——腹痛

腹痛是最多數女人會產生的月經症狀，最嚴重的可以痛到在地上打滾，那些平常人做的什麼熱敷、把身體拱起來的舒緩動作，根本無法制服那種痛經於萬分之一，唯一之途就是吃止痛藥，藥到痛除，大概要吃三天。

另一種腹痛就是拉肚子的那一種。有些女人平常大概三天大便一次，可是只要月經一來，一天都可以「清腸胃」兩三次，舒暢得不得了。俗話說，禍福相依，大概就是這個道理。

月經來時肚子痛，多半是身體太虛寒的問題，因為體寒會使氣血凝滯，經絡不通，不通則痛。中醫說「得溫痛減」，所以要注意吃溫熱性的食物，如羊肉、桂圓、紅棗、大蒜等，還有多吃熱食、喝熱水熱湯；而像竹筍、蘿蔔、西瓜等偏寒的食物則要避免。

另外，穿暖一點，把手腳保暖起來，讓熱氣不要一直從末梢神經散出去，身體暖了，腹痛問題自然就會好。

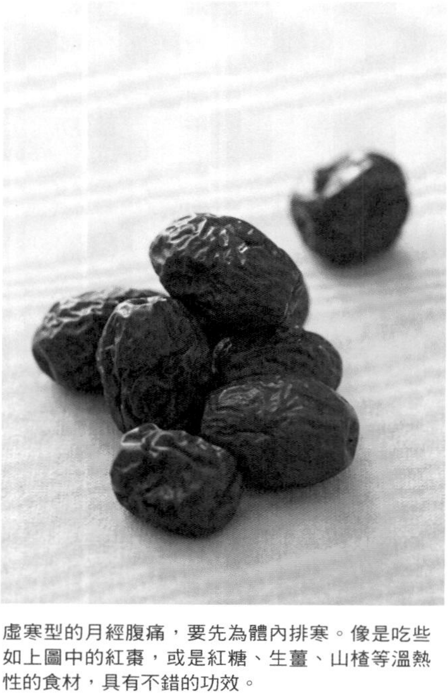

虛寒型的月經腹痛，要先為體內排寒。像是吃些如上圖中的紅棗，或是紅糖、生薑、山楂等溫熱性的食材，具有不錯的功效。

讓身材大一號——水腫

月經來時最令人討厭的症狀之一就是水腫，臉腫成月亮臉，妳這個時候去買鞋子都要買大半號，所以非常不適合去百貨公司血拚。月經這幾天也要穿寬鬆一點的衣服——如果妳不想聽到「妳最近變胖了嗎？」這種問候。

很多人都問我要怎樣才能打壓這種水腫現象？我說，除了不要吃那麼鹹之外，沒有更好的方法。因為食物中的鈉會讓水分滯留體內，如果妳非要選在經期時去大吃大喝進補，那妳就要多補一點蔬菜水果，把身體的水分代謝出來。

妳也別以為月經來怎麼吃都不會胖，認為體重機上多出來的那三公斤都是水分，大錯特錯！如果妳要餅乾麵包拼命塞，那我保證在到月經結束之後妳的體重絕對下不去，因為這兩種食物都含有高鈉，只會助長水腫趨勢；而且高油高糖高熱量，所產生的脂肪也是實實在在的。

03 史上最強六階段生理週期健康法

來找我調經的病人主要有幾種，第一種，也是我最大宗的客戶，就是想懷孕的那一種，簡單來說，就是要確保她每個月都至少有一顆卵子產生。

有一天我診所來了一位輕熟女，月經沒有不順，她來找我是因為她即將和交往三個月的小開步入結婚禮堂，而她未來的婆婆不經意地向她的未婚夫問起，他們不戴套發生性關係已經有多久時間了？也就是說，她未來的婆婆已經在緊盯她能否懷孕這件事情。她為此很擔憂，怕自己不能生小孩，所以趕緊來找我幫忙。

妳以為女人這樣很誇張很委屈嗎？其實我還遇過青春期的女生來找我調經，是因為她的娘「立志」將她嫁入豪門，所以要及早「規劃」，確保她生育功能非常優秀。

「最好一舉得男，可以嗎？」她楚楚可憐的表情我還記憶猶新。

第二種病人，比例上和第一種病人平分秋色，就是不想懷孕的女人。女人不想懷孕的原因很多，但歸納起來就是「男人不對」。怎樣的男人不對？劈腿花心的男人、沒有肩膀的男人，以及，已經有女朋友或老婆的男人。

這些女人通常都在進行子宮內膜刮除手術（人工流產）之後才來找我。她們雖然不要那一顆受精卵，可還是要確保自己能源源不絕地繼續出產卵子，以便在遇到對的精子時，就能抓緊時間趕快擁有愛情的結晶。

第三種病人是因為荷爾蒙失調而導致肥胖的病人，以年輕女孩居多。通常這樣的病人透過月經調理之後，就能不費吹灰之力地瘦下來。但純粹因為荷爾蒙失調所導致的肥胖案例並不多，其實多半還是伴隨著飲食不正確的原因所致。

跟隨陰陽消長的節律調理身體最有效

《本草綱目》說：「女子，陰類也，以血為主……月事一月一行，故謂月信、月水、月經。」清楚地說明了女性生理週期的運行，就如同月亮的陰晴變化般，會逐漸轉變。從這次的行經期，經由排卵期，再到下一個行經期，這段時間是二十八天，與月亮圓缺週期的三十日相近。因此人們都說女人的心情像月亮，初一十五不一樣，那是很自然的。

現代醫學將女性的月經週期分為四期，也就是行經期、經後期、排卵期和經前期，這也與許多傳統中醫師的見解不謀而合，東西兩方皆以此為基礎來進行調經治療。

而我在本書中所要說明的「六階段生理週期健康法」，則是以更細膩的調經方式，來調理女性的身體。也就是根據月經週期受陰陽消長規律性變化所支配的特性，將此週期更進一步分為六期，分別為：行經期、經後補血一期、經後補血二期、排卵期、經前補氣一期，以及經前補氣二期。

女性荷爾蒙在每個月有著如沙漏般，由多減少、由少增多的規律。如果從陰陽學說來看，月經週期就像一幅太極圖，總是處於陰陽消長的過程，也就是月經週期開始時，即為陰長運動的開始；陰長在半個月後會達到重陰，因為「重陰必陽」（跟物極必反的道理是一樣的），因此陽氣會開始增長，逐漸進入陽長階段。而陽長在半個月後則達到重陽，而「重陽必陰」，因此又再一次透過轉化的活動，開始新週期的運動，如此周而復始，循環不已。

中醫與西醫看荷爾蒙系統

西醫 認為月經是由女性荷爾蒙所控制。

排卵前：大腦的腦下垂體分泌濾泡促進素（FSH，是能促進濾泡成熟的荷爾蒙）→卵巢，發育卵子並製造雌激素→卵發育成熟後→排卵。

排卵後：大腦的腦下垂體分泌黃體刺激素（ＬＨ，能促進黃體素的產生）↓卵巢，製造黃體素並維護子宮環境，等待受孕。接著會產生兩種結果：

（1）有受孕，繼續製造黃體素，直到胎盤功能健全。

（2）未懷孕，停止製造黃體素，黃體素開始下降，減少到一定程度後就會產生月經。

中醫認為月經週期是陰陽轉換的現象。

陰：即排卵期之前。此時的荷爾蒙系統是由ＦＳＨ與雌激素主導，這兩種荷爾蒙對身體的影響比較接近中醫所謂的「陰」現象。

陽：即排卵期之後。此時的荷爾蒙系統是由ＬＨ與黃體素主導，這兩種荷爾蒙對身體的影響比較接近中醫所謂的「陽」現象。

西醫認為，當荷爾蒙太高或不足時，就要作調整。中醫的觀念也是一樣，在陰陽不協調時，把太高的壓下來，把不足的補上去，達到「陰陽平衡」，就能讓月經漸漸有規律。

如果說陰長運動是主導女人的生育體系，那麼陽長運動就是主導女人的生命發展體系。陰長運動是消極地、靜態地醞釀一個卵子，而陽長運動則是積極推動生命歷程的進行。如果卵子遇見精子，陽長運動就要促成它們結合；如果這個卵子孤獨殞落，那麼陽長運動就要促成它的結束與排除。

以下就是月經六個週期的不同階段。

❶小紅期（第1～5天）：在行經期排經，就是洩除經前所積聚的重陽。所謂「重陽」，是指在月經週期陰陽消長的變化規律中，陽長運動的最高峰時期。如果不透過轉化，排除多餘的陽，使之達到相對的平衡，就會破壞身體生理平衡，因而產生疾病或不適的症狀。

❷經後補血一期（第6～9天）、❸經後補血二期（第10～12天）：

＊以陰陽轉化理論為基礎的六階段生理週期健康法＊

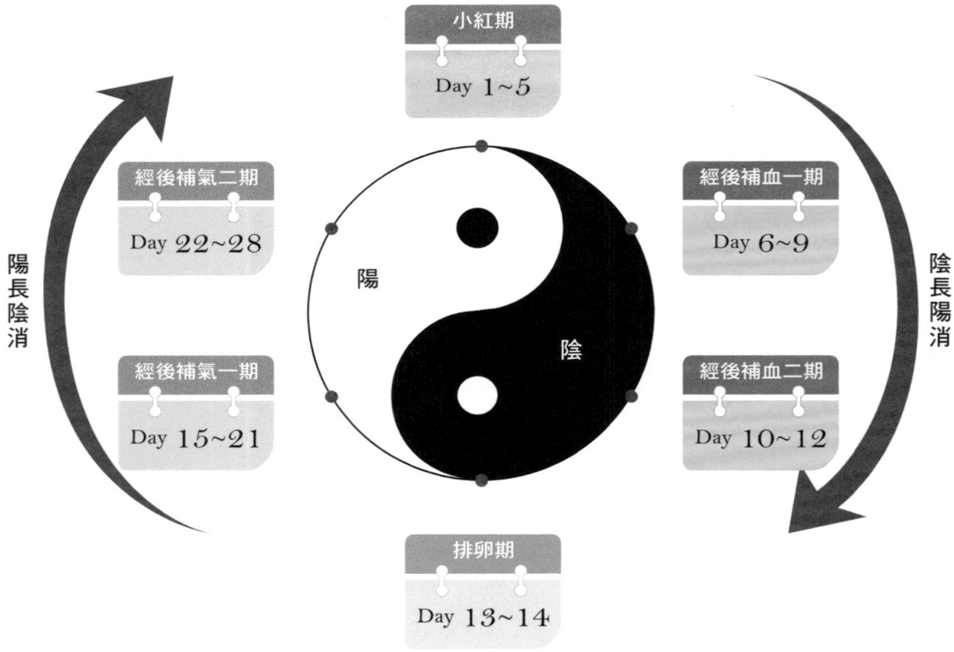

月經剛結束，陰血已大量流出，所以處於洩了重陽的陰虛狀態。這時，子宮開始進入到休憩的陰長階段，預備孕育下一個卵子產生。所以陰長指的是種休養生息與滋潤的狀態，以準備下一次的排卵與行經。

在陰長漸重的過程中，女性體內缺血，需要以滋陰養血為主，使體內「陰」的力量聚集，陰血充足了，就可以為下一次月經做好準備。此外，這段時期身體最大的變化就是帶下逐日增多。

而這樣的陰長運動會持續到排卵前期，經過這段時間的休憩，女性的身體會逐漸甦醒，子宮血海空虛也漸漸恢復。

❹排卵期（第13～14天）：排卵期是「陰重至極」，同時也來到陰陽轉換的時刻。此時，是藉由排卵洩陰，再轉變為陽長運動的轉捩點，亦是最容易懷孕的時期。

❺經前補氣一期（第15～21天）、❻經前補氣二期（第22～28天）：排卵之後，陽長運動開始，隨著時間增加，逐漸達到重陽。如果懷

孕，經血就匯聚在胞宮養胎；若是卵子未與精子結合，重陽就藉由月經洩出，並轉變為陰長運動，又開始醞釀重陰排出卵，然後月經來潮，進入下一個週期。

在這六個週期，每一個期間都有其各自的使命。只要從飲食方式、生活習慣著手改進，再配合利用中醫的方式調理，讓身體產生一個環境的助力，使每個階段的使命都能順利完成，經期就會規律正常。對女人來說，只要月經來得順，不僅生活，連人生也會跟著順！

掌握2＋2＋2分段式調養法，養生也兼防病

根據陰陽消長與轉化對月經週期的影響，這六個週期又可以簡單歸納成下面的三大調養期。

陰陽轉換的關鍵期：小紅期、排卵期

小紅期是「重陽轉陰期」，排卵期是「重陰轉陽期」，兩者都屬陰陽轉化的起點。

在小紅期應以順利排出經血、去除陳舊的瘀濁為主，以利新週期的開始。避免吃生冷食物，才能讓經血排得完全乾淨。

排卵期則宜服用溫補腎陽、行氣活血的藥膳，例如：黑豆，南瓜，羊肉、老薑等，對促進排卵能有一定的作用。在這段期間，還要注意生活規律，情緒波動不要太大，並且少吃過於辛辣刺激的食物。

滋陰養血的陰長期：經後補血一期、經後補血二期

經後期為「陰長陽消期」，是週期演變的重要墊基時期，也很適合進補。此時要促進體內「陰」的力量聚集，讓陰血充足，就可以為下一次月經做好準備。

例如，在經後補血一期，補陰養血，可選用蘋果、葡萄、櫻桃、牛肉等能養陰血的食物來進行調理；在經後補血二期，可在滋陰中加入少量助陽調氣活血的食物，像是紅肉、綜合莓、蔓越莓、藍莓、黑芝麻、雪裡紅、海帶、紫菜、椰棗、蜜棗、葡萄乾等。

但要注意，在補血、補鐵的過程中，濾泡會因為雌激素分泌旺盛而成長快速，小心不要因為吃太補上火反而生痔瘡或長痘瘡。

此外，此時肌膚血流量增加，新陳代謝變快，皮膚的營養吸收快又好，所以多補充水分，注意保溼，及給予滋潤營養，肌膚就會很白、泡、亮。

補充陽氣的陽長期：經前補氣一期、經前補氣二期

經前期為「陽長陰消期」。在這段陽氣變得旺盛的時期，應以補陽為主，也就是順應陽主動、陽主升、陽主氣等觀念來調理身體。

對月經前的保養，大多數東方人都認為如果有嗜睡、疲倦等經前症候群的症狀，只要多睡多休息就好。事實上在陽氣一直往上昇的這兩個階段，可

以多幫它一把，也就是利用陽氣補子宮內膜，使月經崩落完整且乾淨，只要新陳代謝一好，不但皮膚透亮，連減重、抗衰老的效果也會好。

該如何讓代謝變好呢？在食物方面，澱粉、麵條、糕餅糖類和高鹽分要開始少攝取，以減少水腫肢脹的現象。多吃像亞麻仁籽、鼠尾草籽（奇亞籽）、青花魚、鮭魚頭等，增加身體代謝。另外，運動也很棒，因為多讓大腦分泌腦內啡，可以緩解經前症候群的緊繃情緒。

利用這種2＋2＋2分段式生理調養法，不但能調理身體，也能治療諸多婦科疾病。例如，在排卵期的調理重點，是要這個陰轉陽的過程能順利進行，換句話說，就是讓基礎體溫（BBT）維持在高溫狀態，恢復提高陽長運動。這一個時期若調理好，對於子宮內膜異位造成的痛經就能控制好。

又像是我有個治療不孕的病人，來看診後，每個月都認認真真地量高低溫，測排卵，幫老公熬湯剁生蠔壯陽，原本三十八歲還生不出個子兒，但慢慢順著自己的經期滋陰補陽，放鬆心情，現在比我還厲害，我才生一個，她已經生三個了。

像這樣根據生理週期來安排每個月保養計畫的調養法，見其成效的時間也比較快，通常只要乖乖地從第一天調到第二十八天，下個月的第一天到第二十八天就會很順。但如果月經症狀是因為疾病，例如多囊性卵巢癌、子宮肌瘤、卵巢發炎等，那麼臨床上還是要預防與治療兩者雙管齊下，效果才會更好。前面補大洞（治療），後面也要防破洞（預防）。

跟著四季走的「大風吹調經養生法」

人體的健康和春夏秋冬的四時運行有關。

四季有春溫、夏熱、秋燥、冬寒的變化，因而體內活動亦會相應地調節。而人的身體也要根據這些環境特質調養，例如，妳不能夏天還去吃麻辣火鍋開暖爐，也不能冬天冷吱吱還吃寒性食物。

而這四個季節也都各自對人體四個重要的臟腑有最佳調養時機，也就是：春季養肝，夏季養心，秋季養肺，冬季養腎。

女人的月經問題和這四大臟腑的調養大有關係，無論是肝心肺腎任何一個部位不好，月經就不會好，所以女人調經也有季節性的重點。

春季 強化肝功能，有助於增加免疫力。可於經前疏肝理氣、經後養血滋肝腎。

〔妳可以這樣吃〕

經期前：玫瑰花茶，能理氣解鬱；茉莉花茶，可安定情緒、振奮精神。

經期後：雞肝、鴨肝等，能補肝血。

夏季 此時胃口差、腸胃功能較弱，宜在補脾胃。另外，夏天容易熱，所以清心火也是調理重點。

〔妳可以這樣吃〕

經期前：四神湯，可消暑氣、去腸胃濕氣。

上火者在經期前、後：苦瓜等涼性瓜類，能通經絡、行血脈。但因屬性較涼，忌在經期中食用。

秋季 氣候乾燥，適合潤肺養陰，改善秋燥。可於經後養血滋腎、潤肺，調理肺的機能。

〔妳可以這樣吃〕

經期前、後：少吃生菜沙拉、瓜果等涼性食物，適量吃銀耳、梨子、紅棗等，可滋陰潤燥。

冬季 補腎經元氣及溫陽祛寒，以促進血液循環。

〔妳可以這樣吃〕

經期前：薑、紅糖能溫經活血。

經期後：龍眼乾、紅棗等含鐵可補血，葡萄、海藻類能防掉髮。

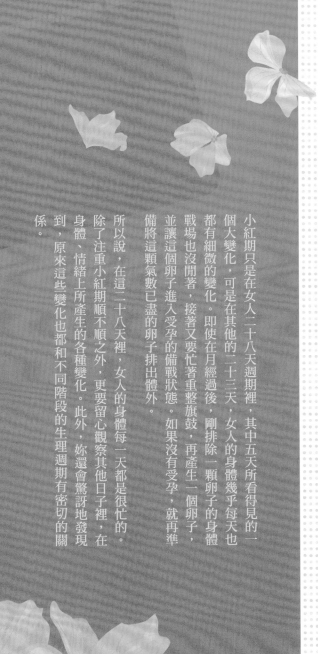

第二章

神奇的六階段小紅調養術

小紅期只是在女人二十八天週期裡，其中五天所看得見的一個大變化，可是在其他的二十三天，女人的身體幾乎每天也都有細微的變化。即使在月經過後，剛排除一顆卵子的身體戰場也沒閒著，接著又要忙著重整旗鼓，再產生一個卵子，並讓這個卵子進入受孕的備戰狀態。如果沒有受孕，就再準備將這顆氣數已盡的卵子排出體外。

所以說，在這二十八天裡，女人的身體每一天都是很忙的。除了注重小紅期順不順之外，更要留心觀察其他日子裡，在身體、情緒上所產生的各種變化。此外，妳還會驚訝地發現到，原來這些變化也都和不同階段的生理週期有密切的關係。

01

小紅期是決定下一個二十八天過得如何的關鍵

小紅期

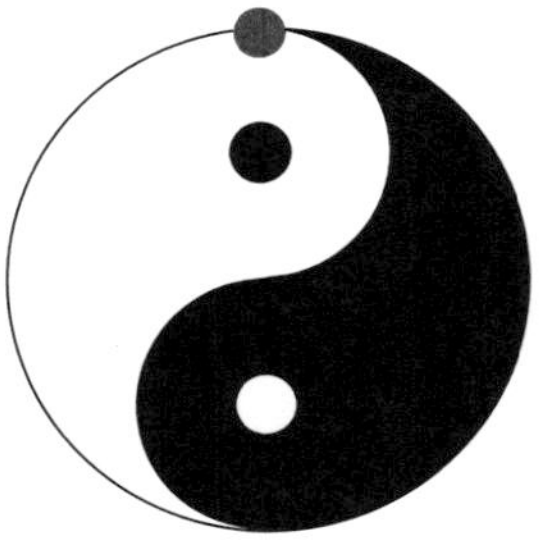

小紅期（行經期）

日 SUN	一 MON	二 TUE	三 WED	四 THU	五 FRI	六 SAT
01	02	03	04	05	06	07
08	09	10	11	12	13	14
15	16	17	18	19	20	21
22	23	24	25	26	27	28

時間：Day 1 ～Day 5

調養重點：在這個重陽轉陰的轉化期，要想辦法把身體裡的經血排出去，而且要排得越乾淨越好。

注意：小紅期時，身體會流失大量的鐵質和鈣質，所以平常就要多吃一點含鐵、鈣的食物，才不怕貧血又骨質疏鬆。

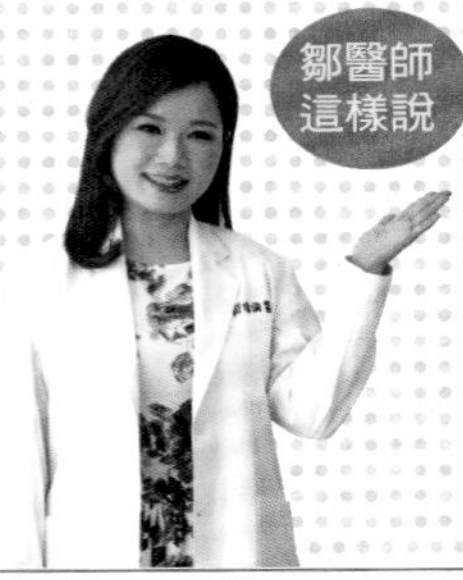

鄒醫師這樣說

小紅期要做的事情，
就是多休息，
讓身體有充足的力氣
把經血排乾淨。

小紅期是各種婦科症狀大爆發的時期，我常常「恐嚇」我的病人說：「妳這個月吃那麼多天香╳辣、小╳牛，還去冰店吃了那麼多次，下次月經來一定痛死妳。」

然後我那些錢賺很多沒時間花，只有時間吃的病人都很樂觀，且幾乎口徑一致地告訴我：「沒有關係，到時候再來找妳就好了。」

喔，我錯了，原來他們是錢賺很多沒時間花，只有時間吃好料和看醫師。這就是現代人的海海人生啊！

從前面提過的天癸陰陽消長系統中，我們知道在月經週期過程中恢復了足夠的陽長運動之後，必須藉由排除經血排泄重陽，接著讓位於陰。所以小紅期是一個月經週期運動的結束，同時也是新的月經週期運動開始。

小紅期的階段性使命，就是把身體裡一些老廢的物質去除掉，藉由洩陽這個過程，大力一推，去瘀排經。如果使命有達，新周期開始就會通體舒暢，神清氣爽。

小紅不來，會變醜又變胖

現在智慧型手機APP軟體非常厲害，可以下載「小紅月曆書」，用妳的纖纖細指點下妳的行經期，以及妳的週期天數，這個軟體就會幫妳計算出下個月的排卵期和行經期。

但我不知道現代女性是有多忙，連這麼簡單的紀錄工作都做得零零落落，所以往往月經遲到大半個月甚至一個多月，才驚覺「那個怎麼沒來？」如果是有對象的女性，此時第一個動作就是衝去藥妝店買驗孕棒，驗完幾根驗孕棒之後如果還不放心，就再跑醫院一趟。倘若沒懷孕，那麼她們就會像沒有對象的女性一樣，心想，沒來正好，省得麻煩。

如果沒懷孕第三個月又沒來，此時若無病假可請，也就當作沒事一樣地混過去。

如果沒懷孕第四個月還沒來，才會緊張得跑來找我救她。她們好像覺得只要看看我，月經就會來，所以回家都不會太認真執行養生習慣。她們說：

「夏天還是要常常吃冰啊，下午茶大家都在吃炸雞喝珍奶，怎麼受得了？唉，醫生妳就開個藥幫我平衡回來就好。」

雖然不能一概而論，不過如果小紅幾個月都不來的話，女人百分之九十九都會變醜。最基本的症狀是，身體的毛髮會變粗，這樣妳還好意思夏天穿比基尼嗎？而且妳的聲音也會變粗，小心床間呢喃絮語變成恐龍吼叫，讓另一半瞬間沒FU。

如果以上這些還不能嚇到妳，那麼會變胖這件事情肯定會嚇死妳，而且只要妳有吃東西，就會以驚人的速度變胖。

月經來不來所代表的其中一個意義，就是女性荷爾蒙，也就是中醫所說的「天癸」足不足夠。如果體內的女性荷爾蒙不夠，讓男性荷爾蒙取得壓倒性的勝利，那女人就要準備變胖變醜了。

身體太燥、太冷及過度減重，都是小紅失蹤的原因

為什麼小紅不來？原因有很多，像是如果身體太燥熱，把子宮裡的水氣都烘乾了，那麼等小紅期到的時候，身體沒有足夠的水分，把未受精的卵子和子宮內膜沖刷下來，這樣它們只能黏在原來的地方，小紅就不會來。

如果身體太冰冷，就會把未受精的卵子和子宮內膜「冰住」，而且要沖刷兩者的血液流動也會阻滯，小紅就不會來。

減肥減過頭也會讓小紅失蹤，因為身體脂肪太少、雌激素太低，連一顆卵子都產生不出來，所以不會對腦下垂體發出訊息，叫小紅來。女性惡性減肥的結果，就等於是給身體下指令：「我現在什麼營養都不給你們，如果你們想要活命，就得關上一些開關，停止一些日常工作。」所以，減肥減過頭還會造成代謝率下降。

如果小紅一個月不來，兩個月不來，身體就會慢慢習慣這種狀態，把不來變成常態，於是就會好幾個月都不現身。

小紅太久沒來，可能是多囊性卵巢症

基本上如果妳的月經週期不是二十八天，至少也要維持在三十五天之內。要是超過四十天以上，就要來找醫生我聊聊天。如果還有月經過少、閉經、不孕等症狀，也得注意是不是有多囊性卵巢症。

多囊性卵巢症發生的頻率很高，大約每二十個女性就有一個會得，通常會伴隨肥胖問題，或者是青春期都不知道過完多久了還長青春痘。而且如果那一陣子剛好工作很操，男人很煩，妳搞不好還會禿頭。

會引發這些症狀，是因為卵巢長出一些裡面有卵子的小囊，這時卵巢也會變大，而這些小囊會分泌一些男性荷爾蒙到血液當中，讓體內的荷爾蒙不平衡，當然不容易懷孕。所以如果是未滿二十五歲的辣妹，想生孩子就趕快，因為有這種症狀的女人通常越晚婚就越難孕。

氣血虛，代謝差，讓經量變少

我有病人原本月經來得很正常，但有一次做完刮除子宮內膜的手術之後，造成子宮沾黏，經血不容易排出，所以量變得很少。

還有些病患每個月月經都有來，但是量少到可憐，都不需要衛生棉只需要用護墊，來幾個小時就結束了。

她們有些人看得很開：「反正好歹也是來了，沒差吧？」我搖搖頭警告她們：「如果放著不管，以後月經就會來得越來越晚，越來越少，然後搞不好妳三十五歲之前就要進入更年期，這樣妳還要放著不管嗎？」

經量太少，甚至少到用「滴」來計算，主要是因為女人氣血兩虛，氣也不夠、血也不夠，也就是新陳代謝差。雖然排卵可能是正常的，但經期的陽長運動沒有達到一定的水平，無法使經血順利排泄，所以只能來一點點。因此如果妳是容易手腳冰冷發麻且經血量又少的人，就要注意。

如果經期只有第二天和第三天需要用到衛生棉，到第四天和第五天就接近尾聲了，那就要注意是不是排卵功能有問題。通常這樣的病患會腰酸背痛，白帶特別多，還會頻尿。醫師會「恐嚇」妳要注意是否有多囊性卵巢或子宮內膜異位，甚至慢性盆腔炎的疾病。

如果月經第一天和第二天甚至到第三天的量都超少（通常正常的話，第二天就要用衛生棉了），只有第四天和第五天才意思意思地讓妳用一下衛生棉，那妳可能是火氣太大（例如熬夜，或者重口味食物吃太多了），中醫稱這種情況是「陰虛又肝鬱」。通常月經會有這種症狀的女生，睡眠品質也不太好。

至於長期服用避孕藥也會使經量越來越少，因為藥物會抑制排卵，使卵巢分泌雌激素的量減少，而藥物內含雌激素量也較少，子宮內膜無法正常生長，因此經量就會減少。所以吃避孕藥不是避孕的好方法，基本上體外避孕，對女人的健康還是比較無傷的。

腎虛讓卵巢提早罷工，經量減少

如果月經來的時間跟量都不穩定，且顏色過淡或過暗、質地稀，平常就會也有頻尿症狀。有的女生還會腰酸背痛，以為自己缺鈣，一直吃鈣片喝牛奶，結果也不見成效。因為這是腎虛所致，而不是缺鈣。

腎虛是因為卵巢功能出現問題，而導致月經異常。例如卵巢早衰，這不是更年前期女性才會產生的現象，即使是年輕的女性，但是卵巢卻提早罷工，也會導致女性荷爾蒙不足，嚴重時甚至會發展成閉經。

此外，像前面所提到的多囊性卵巢症，也是屬於腎虛所造成的症狀。

量多要調整荷爾蒙

月經一般是五天，大約第二到第三天量最多，如果這五天的量都非常多，就有可能是感染、子宮肌瘤、子宮腺性瘤、子宮內膜增生過多，當然也不排除子宮頸癌和子宮內膜癌的可能性。

如果是子宮肌瘤，就會使女人的骨盆腔常常發炎，很容易不孕，這時候中醫會用清熱的方式消除發炎，同時活血化瘀，避免血塊阻滯，這樣就能有效改善症狀，而且也能解除不孕的危機。如果以上皆非，就要注意調整荷爾蒙，而且要從月經來時的小紅期就開始調整。

通常經量太多，可能是因為氣虛（經血顏色很淡，無血塊，多發生於青春期或更年期）、血熱（經血顏色偏深且稠黏，偶爾有小血塊）、血瘀（經血顏色紫黑，黏稠而多血塊，經前會脹乳，月經來時下腹會脹痛）等不同的體質所致。中醫治療會因體質而決定治療方法，也會依照青春期、孕齡期以及更年期等不同年齡，進行不同目標的治療。

來的時間長短也很重要

一般女性出血有三個原因，第一個是因為月經來潮，第二個可能是排卵性出血，第三個可能就是嘿咻得太用力而磨破皮。如果不是以上三種原因，那就「代誌大條了」。

周期太長，是子宮長了壞東西，或體內異常出血

如果月經周期太長，別人是二十八天，妳動輒長達六十天以上，那就要注意了，因為這樣不但不容易懷孕，也會使子宮內膜增生過度，這樣就很容易長壞東西，像是子宮頸長息肉、子宮頸糜爛、子宮頸癌、子宮內膜異常增生，或是卵巢、子宮腫瘤等。最好一發現有異狀時就趕快就醫，別讓壞東西長出來。

我還碰過一種狀況。我有位病人是在科技產業工作，常常要輪班，只能休假時補足睡眠。當月經已經來了一個月都不停時，一直沒時間好好照顧自

己身體的她，這才驚覺大事不妙，排除萬難來看我。

為什麼月經可以來一個月以上呢？因為那根本不是月經，而是體內異常出血。我的這位病人是因為之前做了流產手術，有一些胎盤組織沒清理乾淨，才會持續出血，如果不及時處理，就有可能造成子宮發炎、化膿，嚴重的話還會造成不孕。

滴滴答答來不停的產後惡漏

有病人每個月都在猜月經什麼時候結束，因為她們的月經天數非常久，但量少，滴滴答答來不停，也就是古人說的「血漏症」，中醫叫「惡露」，時常發生在產後婦女的身上。

這樣的病人身體虛弱，常常頭昏眼花。如果月經來七天之後還持續不停，就要尋求醫師診治。

周期太短，小心不孕與貧血

當然，月經天數太短也代表身體有問題。如果月經不到二十一天就來一次，而且用基礎體溫計測量高溫期的體溫都低於三十六・五度，那就要小心黃體素分泌不足，會有習慣性流產的問題。

月經週期如果太短，十多天就來一次，女人就容易頭昏眼花，看起來臉色蠟黃，病懨懨的樣子，這是因為出血太多造成貧血、體又虛的緣故。

痛經讓妳快老、難瘦、不孕，還容易有婦女病

痛經這件事情是每個女人腹中的芒刺，月經來了就扎一下扎一下，總是讓人痛不欲生，坐立難安。我有很多病人從不需要記錄生理期，因為只要她開始頭痛發燒，接著腹痛如絞又拉肚子，就知道「那個」又要來折磨她了。

我在診間看見的病人千奇百怪，在他們的「教育」之下我已經變得見怪

不怪。有次有個病人對我說：「醫師，其實我從青春期之後痛經就沒好過，但這個月竟然不痛，是懷孕還是生病了嗎？」

所以她來找我不是為了痛經，而是為了……這個月竟然沒—有—痛—經?!

至於那種會痛到在地上打滾的病人，也有人咬牙切齒地對我說（好像是我害她痛經的）：「醫師，我看我乾脆把卵巢子宮通通割掉算了！」

我說可以啊，如果妳不怕老得比較快，而且補充荷爾蒙的藥很貴。

結婚生過小孩就不會痛了?!

我的女病人當中，有超過八十%的人都有痛經或月經異常的問題；至於那剩下二十%的人，是在懷孕當中，沒有月經。

痛經劇烈而又影響生育的女人，多半體質較寒，看起來蒼白瘦小，像紅樓夢裡的林黛玉一樣，惹人憐愛。若是心眼狹小，那麼就會氣瘀血滯，使痛經會更加劇，排卵也不順利。

但虛寒的女人也有肥胖的，像泡芙型的肥胖，整個人蓬蓬的，就算吃得再少也會胖，而且痛經非常嚴重。

現在知識普及，女人都很懂得照顧自己的健康，所以我也看過長年痛經的女人，因為中醫調理加上改變飲食及生活習慣而瘦下來，且不再痛經。

痛經嚴重的人，月經來之前一、兩天就會開始痛，一直痛到月經結束之後。痛經有原發性和續發性兩種。原發性痛經一般從初潮開始就痛，就是以前媽媽說的那種「結婚生小孩之後就會好」的痛經，為什麼結婚生小孩之後會變好呢？因為原發性痛經是因排出的卵子沒有受精所造成的，當女人排出卵子沒有受精，身體就會想辦法讓原本增厚的子宮內膜脫落。妳想想看，身體裡有一層皮要脫掉了，這個過程能不痛嗎？

原發性痛經如果很嚴重，那可能和先天腎虛有關係，可以藉由補腎緩解與改善。例如，以溫經湯或少腹逐瘀湯，加入杜仲、續斷、女貞子、巴戟天、菟絲子之類的補腎藥。

如果是續發性痛經就要特別注意了！因為續發性痛經通常和疾病有關係。如果妳本來痛經不是那麼嚴重，可是突然有一段時間會痛到在地上打滾，那就要去看婦科。續發性痛經最常見的疾病是子宮肌瘤，其次是子宮肌腺症；我也遇過女性因為在子宮裡裝設避孕器而造成疼痛。

不要小看痛經的問題，以為用「堅忍不拔」的態度，忍耐一下就好，告訴妳，長年痛經的女人，會老得比較快。現在的輕熟女都怕「初老症」上身，這並不是多慮，因為確實有些女人不但輕忽痛經，對月經愛來不來的問題也不在意，所以在四十歲之前就面臨絕經。女人一旦絕經，身體女性荷爾蒙會大幅下降，伴隨而來的就是容易肥胖、皮膚粗糙，還有心血管疾病的問題。就算是沒有絕經，常常痛經的女人，也會因為女性荷爾蒙分泌不穩定，而使得皮膚暗沉，容易產生皺紋，熊貓眼問題嚴重，而且脂肪更易囤積，讓身材朝橫向發展。

依賴止痛藥，小心子宮內膜異位

雖然大家都知道止痛藥不是什麼好東西，可是有些女人一痛起來，不管是坐著躺著站著都不舒服，痛到眼淚直掉，只好吃止痛藥。止痛藥能減緩子宮劇烈收縮，所以可以減少疼痛感。但相對地，也會使應該在生理期排出來的子宮內膜細胞，還有一些醞釀卵子形成的陰液排不出來，於是這些老廢的物質就持續留在女性的生殖系統當中，造成各種病變，例如最常見的子宮內膜異位，或是巧克力囊腫、子宮肌腺症、腹腔沾黏等。

「好朋友」來頭就痛

月經來如果頭痛，可能是肝火太旺，導致肝血損失。因為月經來潮時血液會下注胞宮，腦從肝那裏找不到足夠的血，急了，就會頭痛。此外，還會緊張焦慮，對身邊的人大動肝火，然後別人就知道妳大姨媽來了。這類「肝火旺」型的頭痛以脹痛居多。

如果是頭痛到想要吐，還會心悸，也有部分原因是女性荷爾蒙減少，腦內啡跟著減少的緣故（腦內啡是一種麻醉劑，就是談戀愛時會自然分泌出的，那種不怕痛又不怕死的那種興奮劑）。

若是發生在經後的頭痛，則屬於「血虛型」，這是因為血液循環不佳，不能上達頭部所致。疼痛程度較輕微，屬隱隱作痛，並伴隨心悸、頭暈、容易疲倦或經量少等現象。

當你實在頭痛難耐時，可以依照頭痛位置的不同，按壓下面的穴位。

◆後頭痛：可以按壓風池穴（後頸部頭骨下方，兩條大筋外緣陷窩中）、肩井穴（頸部與肩端的中間處）。

◆偏頭痛：可以按壓太陽穴（從眉梢到耳朵之間約三分之一處）、風池穴和魚尾穴（眼尾凹陷處）。

＊頭痛時按壓的穴位＊

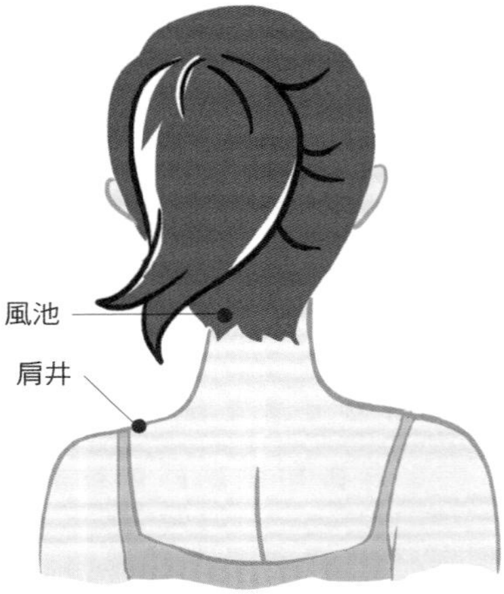
風池
肩井

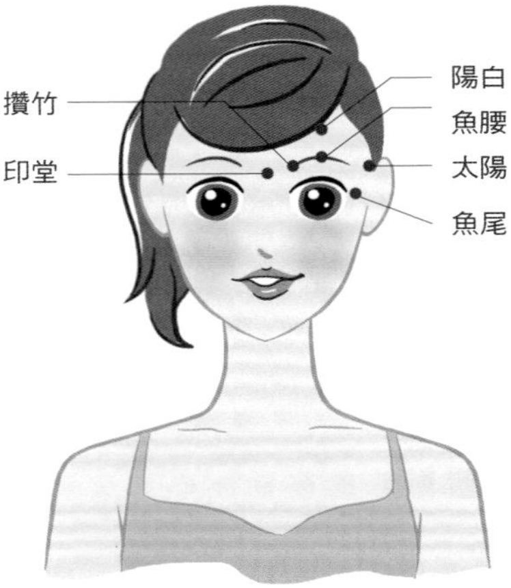
攢竹
印堂
陽白
魚腰
太陽
魚尾

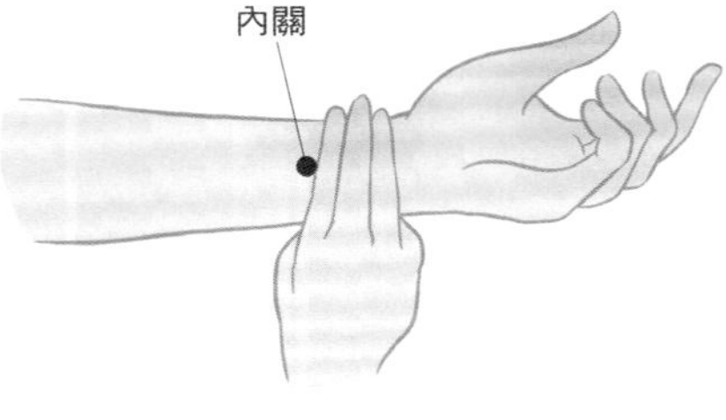
內關

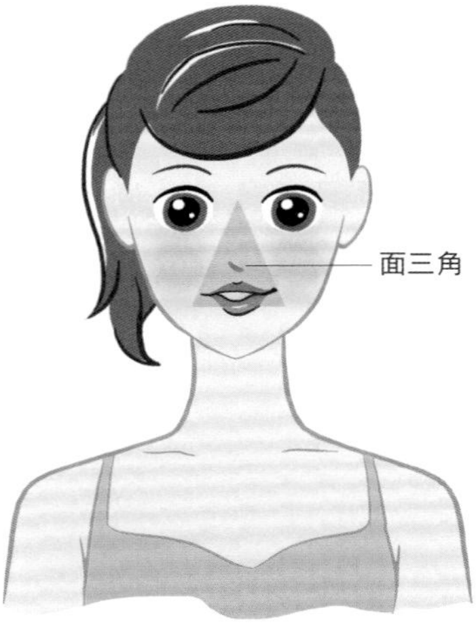
面三角

◆前額痛：可以按壓攢竹穴（眉頭內端）、魚腰穴（瞳孔正上方，眉毛中間）、印堂穴（兩眉頭連線中點）和陽白穴（瞳孔正上方，眉毛上一寸，約大拇指寬處）。

◆噁心想吐：當頭脹痛到噁心想吐的時候，可以按壓內關穴（手腕橫紋中央上方二寸，約三橫指寬），也兼有緩解壓力與胸悶的效果。

◆熱敷面三角：面三角即雙眼和鼻子之間的區域。

下腹痛完上腹痛的子宮外孕

小紅期的痛經都是由下腹開始痛，且絕大多數是月經失調的問題。但是這種痛經也有可能是婦科疾病的問題所引起，例如：子宮內膜異位、卵巢囊腫破裂、卵巢或卵巢囊腫扭轉、骨盆腔發炎、子宮肌瘤、卵巢腫瘤、子宮外孕、腹腔或骨盆腔沾黏等。

像是子宮外孕，還會下腹痛完換上腹痛。一般正常的懷孕胚胎著床都是在子宮，如果不在子宮，而是在卵巢、子宮頸、腹腔或輸卵管，就是子宮外孕。尤其是著床在輸卵管的時候，隨著胚胎逐漸長大，撐大了輸卵管，就會造成下腹劇烈疼痛。如果再不處理，胚胎就會撐破輸卵管，造成腹腔整個出血，而此時上腹也會跟著痛，還會暈眩、血壓下降，甚至休克。所以，腹痛的時候，千萬不要輕忽，拿自己的小命開玩笑。

二十五歲為分界，看血塊代表的健康警訊

經血是脫落的子宮內膜和血液混合在一起所組成，如果有較大的內膜脫落，就會形成血塊。

如果經血中有又小又少的血塊，那也都還算正常。但是，當月經來時出血量增多，而且血塊增多、血塊變大，還會腹痛的話，就要好好留意了。

而血塊的多寡，又因女性年紀的大小而代表不同的意義。年紀小的定義，可不是妳五十歲看起來還是個美魔女。生理年齡和保養出來的年齡還是有差距的，不然以現代科技、保養品和微整形的技術，女人壽命早該到達兩

百歲了。不管妳的外表看起來有多年輕，生理週期對於女人青春的劃分，是以二十五歲為臨界點。

女孩的血塊多，因寒凝或血熱而起

為什麼年紀輕的女人血塊多呢？通常是因為被養成了以下兩種體質。

第一是寒凝。

主要是因為年輕的女生都在減肥，而且是惡性節食減肥。那些減肥食譜給妳的都是寒性食物，像是生菜沙拉那些「可怕」的東西。吃了生冷的食物，子宮最有感覺，它會直接反應在腸胃和子宮裡，讓腸胃的溫度下降，影響到子宮收縮，讓經血較難排出且量變少。

而且惡性減肥的結果，就是身體的肌肉會變少，但脂肪所佔比例卻越來越高，而且脂肪也是冷的。冰冷的子宮是無法孕育胚胎的（誰想活在冰宮裡啊？），所以也會有不孕的問題。

另外，我還有病人因為擔心會有肉鬆下垂的問題，即使在冬天也咬著牙，洗完熱水澡之後再沖冷水「緊實肌膚」（台北的十二月是什麼天氣啊？還沖冷水！光聽都讓我打寒顫）。這些舉動，不但導致月經延後，還會使月經來時下腹痛、量少、色黑，且夾雜許多血塊。因為「血受寒則凝結成塊」，所以就產生「寒凝子宮」的種種症狀。

不想養成虛寒體質的女人，就要奉行「溫體」原則，特別是月經來時不吃冰冷或生冷食物，也盡量不要讓自己感冒，衣服多加一件，寧可麻煩也不要冷到身體。請記住，當身體一冷，女人就會開始變老。要美麗，但不要變「凍人」。

第二是血熱。

不知道為什麼，我的病人看到我就像看到家人一樣，一邊說著她的身體之痛，一邊也說著她的心理之痛。尤其是年輕女人，往往提到「我的男友他」這五個字，眼淚就掉下來了（不然就是咬牙切齒）。

年輕的女性就是火氣太大，動不動就抓狂，肝火太旺，把身體裡的水烘乾了，血水變得又乾又濃稠，所以月經來時就會有血塊。

如果妳是燥熱體質，可要盡量少吃辛辣。辛香料是有助於血液循環沒錯，但吃多了也會上火，就好像把身體裡本來只有一點點的水也都烘乾了，不但會造成月經有血塊，還會縮短月經週期，從二十八天變成二十五天，一路這樣減少下去。

總而言之，月經血塊多，事情可大可小，小到只要吃點薑絲豬肝湯或波菜豬肝湯就可以排除血塊，也會大到有婦科疾病問題。年輕女孩不可不慎啊！

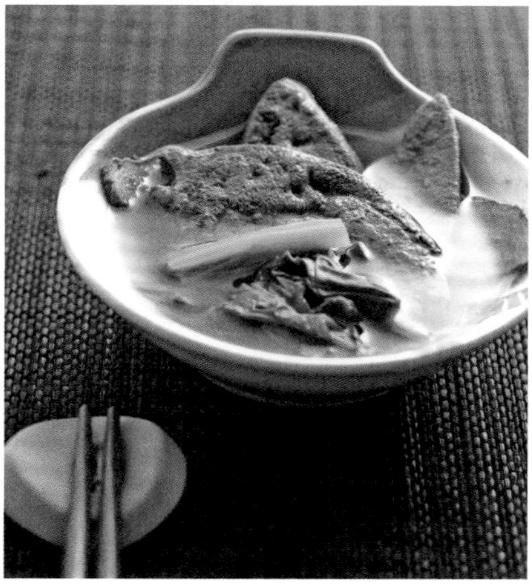

月經期間，可以吃薑絲豬肝湯，幫助血塊排出；或是加入富含鐵質的菠菜，幫助補血。

熟女的血塊大，因肝鬱、氣瘀所致

我有個長期忍受老公有外遇的病人小曼，前幾天固定回診時，除了跟我「更新」她另一半的近況外，還告訴我她最近月經血塊大，經血不多，都凝成血塊了。

我說經血就和她的心情一樣，都沉重凝結了。這是典型的氣滯，因為推動血液流通的動力不足，血流不暢，就形成血塊；同時因為肝鬱，使肝氣不舒，情緒低落。

我從行氣解鬱、活血化瘀著手，以木香、鬱金、當歸、拂手、川芎、香附等加減治療，效果顯而易見。不過，要真正解決小曼的問題，當然光靠藥物是不行的，畢竟「解鈴還需繫鈴人」啊！

還有，年紀大的女人，也會有氣虛的問題。生活壓力會讓男人爆肝，女人則會氣虛。因為氣虛也會導致無力運行經血，所以會有大血塊。

氣虛的女人不太愛說話，因為說話耗氣，而且臉色也蒼白而無血色。雖然少話臉白的女生看起來特別有氣質，但只有當事人知其中甘苦。氣虛的女人需要補氣、活血調經，像是人參、丹參、黃耆都是不錯的補氣聖品。

如果女人經歷過生產，但未盡排出惡露；或是經歷過一些婦科手術，但未排盡舊血，就會堆積在子宮裡，日後以血塊的方式隨著月經排出，這就是中醫所說的「瘀」，只要袪瘀止血即可，中藥常用當歸、川芎、元胡、莪朮、赤芍來治療。

月經血塊自療法

當某個月的月經有血塊時，先不用太擔心，如果妳暫且無法請假或懶得看醫生，可以試著用以下的方式處理。但如果連續兩到三個月都有血塊，最好還是看醫生比較妥當。

1. 吃魚，特別是深海魚，可以抗凝血，也是治標的方式。如果妳是有錢的貴婦，可以買銀杏，也有抗凝血功能。
2. 讓子宮的肌肉放鬆，可以熱敷下腹部，並喝點紅糖桂圓湯改善。
3. 不要太好動，就樂哉度過月經那幾天，別再去參加什麼路跑活動了。
4. 減少體內女性荷爾蒙，少吃肉多吃蔬果，以免經血多，凝結的血塊也多。

02

充分掌握補血與瘦身的黃金時期

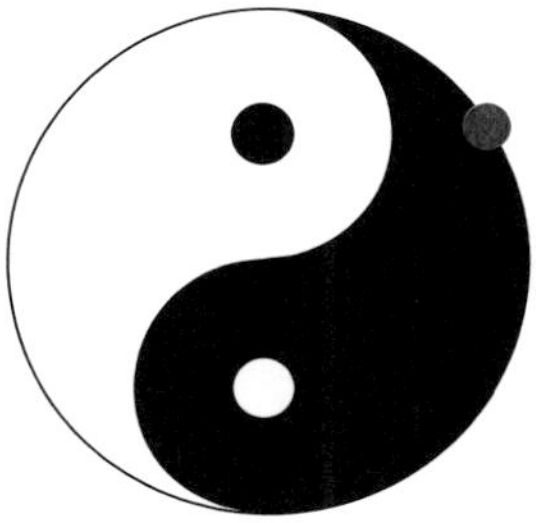

經後補血一期

日 SUN	一 MON	二 TUE	三 WED	四 THU	五 FRI	六 SAT
01	02	03	04	05	06	07
08	09	10	11	12	13	14
15	16	17	18	19	20	21
22	23	24	25	26	27	28

時間：Day6～Day9

調養重點：進入陰長階段，要補充經期時流失的血，而且要依照妳的體質去慢慢補，才不會越補越大洞。

注意：此時許多水分與廢棄物都已排出體外，代謝機能也較好，是減重的最佳時機。

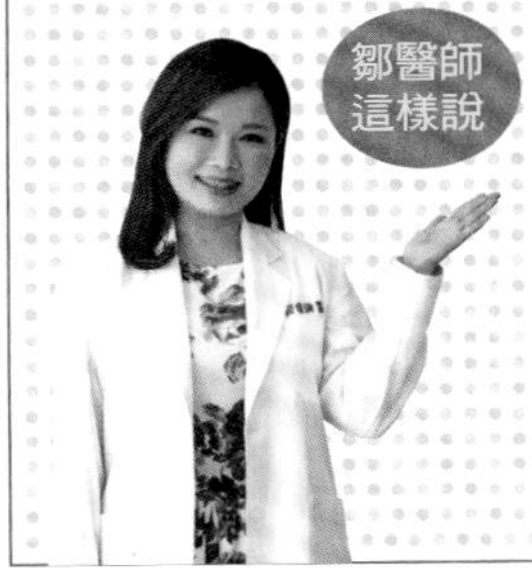

這是不易水腫的時期，
想要瘦下來的美眉，
現在可以進擊了。

月經結束之後，女性的身體逐漸進入陰長陽消期，也就是一段「修身養性」的時間，這段時間卵子也還沒有產生，正常來說，身體是非常舒服的，不躁動焦慮，不水腫，若是沒有達到這種境界，就很容易有婦科疾病。

在月經剛結束的時候，女人的胞宮陰血損失較大，所以在這個階段要滋陰養血，促進體內「陰」的力量的聚集，讓陰長運動順利，使卵泡發育成熟。也要透過補血方式以產生新血方式，使身體裡恢復足夠的血量，為下一個周期做好準備。

此外，經後補血一期更是身體由動到靜的一個階段，保養的重點就是讓這個動靜之間的異動趨於和緩，因此身體既需要補，也要休。大家別想月經結束就鬆了一口氣，實際上，這也是下一個周期的開始（這就是人生啊！），如果這個時期沒有把血補好，把氣補足，那下個月好朋友來又會很難過了。

補得多不如補得巧

女生容易貧血，一貧血就會頭暈，這種症狀要靠在月經大量失血結束後就補回去，等到下次月經來時再補，就已經來不及了。我會建議在這個時期除了開始吃一點前面有提過的補血食物外，還有四物燉補此時吃也很有用。四物是指當歸、川芎、白芍、熟地四味藥，為一般補血調經的中藥方，但必須經過醫生診斷體質後並指導食用方法，不是每個女生月經結束後都可以喝四物湯。

例如，體質燥熱者（平時容易口臭便秘、口乾舌燥、滿臉青春痘的人）在喝四物前，要先退火，先吃一點像是綠豆、白蘿蔔等寒涼食物。而且，不論是何種體質，要喝之前，最好先確認是否有巧克力囊腫、子宮肌瘤或是子宮內膜異位等婦科疾病，以免四物湯的營養全部補到腫瘤上，反而讓腫瘤越長越大，並且使子宮充血，讓經量變多。

另外，補也要補得恰當，不能操之過急。因為身體剛經過大盤整，氣血都很虛，如果妳一下子補得太多太快，反而會造成身體的負擔。

手腳冰冷的要補氣

我的病人有些看起來很強壯，臉色也紅潤，可末梢神經血路不順，手腳冰涼。我會建議這類病人要補氣，米飯改吃糙米，多喝雞湯，因為糙米含有非常豐富的維生素和纖維質，可以強化人體的神經系統，能補氣、行氣；而雞湯則具有溫補的強身作用，在這個時期補，效果特別好。

經血少的熟女，適量補充女性荷爾蒙

我的年輕病人總是對月經這事情不滿，常常說沒有月經多好！可我大約四十多歲的病人，都會祈禱月經不要停止，如果經血太少，就以為更年期報到，嚇都嚇死了。

其實大齡熟女經血來得太少也是可以補救的，身為醫生的我，要很堅定地告訴大家，愛自己永遠不嫌遲啦！

大齡熟女經血來得太少，就要注意女性荷爾蒙的問題，也就是在經後一期開始的陰長活動，如果要轉換得很順利，飲食上適量吃一點具有女性荷爾蒙的食物是有幫助的，例如黃豆、鳳梨、燕麥、洋蔥等。

減肥趁此時，補血食物是王道

現在的女生都很厲害，知道經期結束之後是減肥最佳時期，因為此時黃體素分泌量正好在低點，雌激素卻是分泌最旺盛的時候，身體新陳代謝快，消化能力變好，月經期的水腫也都結束了，沒有不速之客影響減肥，所以就給它奮力一搏，每天只吃一餐，結果每天攝取的卡路里不到五百大卡，簡直拿自己的生命開玩笑。

減肥也要有命享受美麗、享受生活、享受被追求的快樂，才是王道啊！

要減肥也是有方法的，這時期要補血，不能吃這麼少，所以要慎選補血食物才行。基本上牛排或豬肝、鵝肝等內臟之類的食物很能補血補鐵，妳反而要選擇吃好料的才減得下來，不吃牛肉的人吃羊肉或豬肉也可以，只要是紅肉都可以補血。總之，所以經後補血一期不要搞生菜沙拉那一套，那只會讓妳的氣血循環變差，吃下去的熱量都代謝不掉！

✻✻✻ 喝水也會胖，要用補氣調經法

我曾經聽過病人說她去看哪個中醫師減肥，哪裡減肥藥很神，但聽到細節才知箇中奧妙。原來她的醫師幫她列了一份「吃減肥藥期間不准吃的食物」清單，例如麵包、餅乾、油炸物、現調冷飲……，她乖乖照做，就真的瘦了十公斤。那當然！我覺得只要戒掉那些食物，至少就可以瘦掉七公斤。

「明明吃得很少，但竟然還瘦不下來?!」，像這種喝水也會胖的女人，就不是在那裏計算食物熱量就可以瘦的，因為她的問題不是吃太多，而是代謝得太少，而且吸收得也太少。看起來明明很壯，但手腳冰冷、臉色蒼白，精神也很差，都不知道她吃那麼多牛排雞排是吃到哪裡去了。這是因為她的氣血都很虛，沒有足夠的氣把血液運輸到全身，既無法吸收營養，也不能代

謝廢物，於是該變成營養的都變成廢物，一起囤積在身體裡，除了變胖讓體重增加之外，沒有任何效果。

也因為這樣，還會使五臟六腑長期營養不良，身體持續被廢物包圍，老化得也快。這樣的女生就很需要補氣。中醫常用的補氣藥有人參、黃耆、白朮、山藥，依據每個人體質的不同，再加減搭配。

補好了氣，有足夠的氣打通血路，月經來時子宮收縮就不會那麼劇烈，所以會改善痛經。補好了氣，吃進去的食物會順利轉化成營養，廢物也會排出去，所以人就能變瘦。

真正只靠調經瘦到理想體重的女人很少，那是特殊體質，一般人若要靠調經或針灸減重，一定要搭配飲食習慣。簡而言之，天底下減肥沒有不勞而獲的事情。

補氣慎吃人參

人參被東方人視為萬用補藥。想要透過吃補養身的女性，可以在這個時期吃人參，幫助補元氣，治療氣虛，把氣養足，就能促成卵子產生。

但人參也要視體質慎用。吃人參是為了補氣，例如老人家氣很弱，就要喝點人參雞湯來補氣，但如果妳還沒那麼老，吃人參時就要謹慎。

像是陰虛的女性就不適合吃人參。女人陰虛的特質就是小紅來得不穩定，時有時無，週期也時常時短，通常會和不孕症狀一起出現。陰虛會導致火旺，火旺也會肝旺，妳再補人參下去，無疑是搧風點火。同樣的道理，有肝臟毛病的人，肝火旺，也不能吃人參。

另外，如果妳是全身浮腫的人，也不要吃人參，因為氣滯血瘀，補氣進去，血會更瘀。

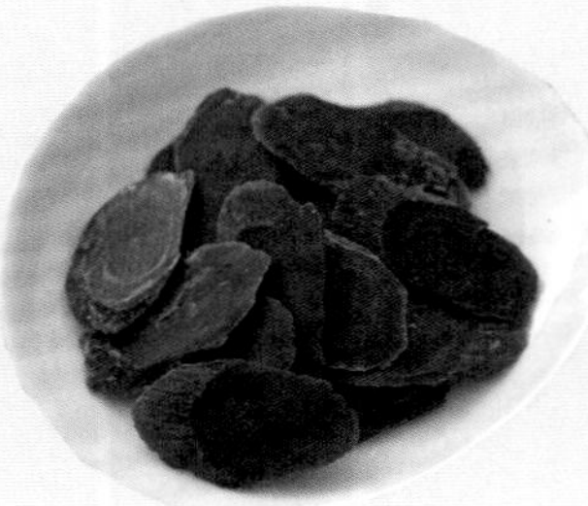

瘦先瘦胸部的倒楣鬼，要用補血調經法

我跟大家一樣，很羨慕那些全身都瘦、只有胸部胖的女生，看到她們都忌妒得牙癢癢的，這世界上怎麼有那麼好康的事情啊！為什麼她們的脂肪都能長在對的地方？

相較於那些天生麗質的女生，多數女生是可憐的，只要減肥一瘦下來，就是先瘦胸部，人家是看她的胸部變小，所以知道她減肥，真是殘念。

有些人其實沒有很胖，但就是想瘦到病態美的樣子，於是只能靠著極少的熱量減肥。因為氣更虛血也更虛，所以瘦得很快——胸部馬上瘦給妳看。

胸部小算是營養不足的一種表現。但營養不足不一定是吃得不好，也可能是腸胃吸收得不好，或是氣血不足無法輸送營養。由於乳房屬脾胃經，如果脾胃暢旺氣血足，乳房就會豐美；如果脾胃的功能不好，導致營養無法吸收，就會造成氣血不足，讓乳房萎縮或下垂。

所以有自知之明的女生減肥要特別注意，因為妳就是瘦會先瘦胸部的倒

楣鬼，要先好好調理體質，讓腸胃吸收好一點，然後再減肥才對。像是多吃補氣補血的食物，例如：紅豆、葡萄乾、黑糯米；或是含鐵、能補血的食物，如：豬肝等內臟類食物。

情緒失寧，要清心降火

有些女生脾氣不好，動輒血壓飆升，情緒失控，讓旁人都不敢靠近，人緣也變得很差。當她們頻頻向我抱怨同事朋友和男人的時候，我都不客氣地說：「脾氣那麼差，有人要接近妳就很偷笑了啦！」她無奈地說她也很難控制，對人發完飆之後都很後悔，其實她也是個心軟心慈的好女人啊！

中醫認為，身體裡的火主要是來自於心，所以女人的心情不好、壓力太大，心火就會燒得太旺；而身體裡的陰（水）則主要來自於腎，如果心火燒得太旺，就會把腎裡的水燒乾了，造成陰虛。

如果妳也是脾氣大的飆女，心火特別旺，這時期就要特別小心修身養性清心降火了，因為此時要慢慢開始養卵子，養卵子要靠陰水，如果妳的陰水都被心火蒸乾了，會排不出卵，惹來不孕症上身。

個性焦躁、胸悶，心火肝火都很旺

我有個病人小倩，比較神經質，又很有責任感，長期精神緊繃，一點點風吹草動都會嚇死她。身為女強人的她，只要看到老闆，就開始在心裡替自己打分數，多年下來產生的「老症頭」，就是胸悶胸痛頭暈，月經來的時候又特別痛。我說，因為她的血液都往上衝，月經來了下面沒血可用，急了，把這個訊息傳達到腦部，腦部再下指令逼上半身把血液分一點下去，所以會造成胸悶胸痛。

有這種症狀的病人，我都會特別注意她們經後補血一期的調養，從新的週期開始就好好把血液養足、把氣養足，好應付她們氣血需求。通常有乖乖聽話的病人，慢慢就會解除這種「看到老闆就胸悶的症候群」了。

例如，可以吃一點降火食物，像是黃瓜、苦瓜、芥藍菜、絲瓜等。此外，感覺身體特別燥熱的時候，在冰箱裡準備一點蜂蜜菊花茶備用，也是很好的。

能舒緩心情的速效穴

如果妳常常覺得情緒壓力很大，隨時都要爆炸，那麼可以經常按壓一下手掌上的特定穴位。像是時常以順時針方向按摩合谷穴（虎口處，也就是在大拇指和食指之間凹下去的那個點），具有疏肝理氣的效果，可緩解緊張、急躁、焦慮的情緒。

還有，手指甲床兩邊的井穴，尤其是分別有心包經、心經通過的中指、無名指，按壓後對鎮定情緒有很好的效果。還有神門穴（靠小指側的手腕橫紋處），也具有清心火、安神、穩定情緒的效果。

另外，按壓在腳趾的內庭穴（第二、三腳趾間的縫隙交叉處），不但能安定心情，還能舒緩一些因上火導致的牙齒痛、喉嚨痛等症狀。

＊緊張焦慮時可按壓的穴位＊

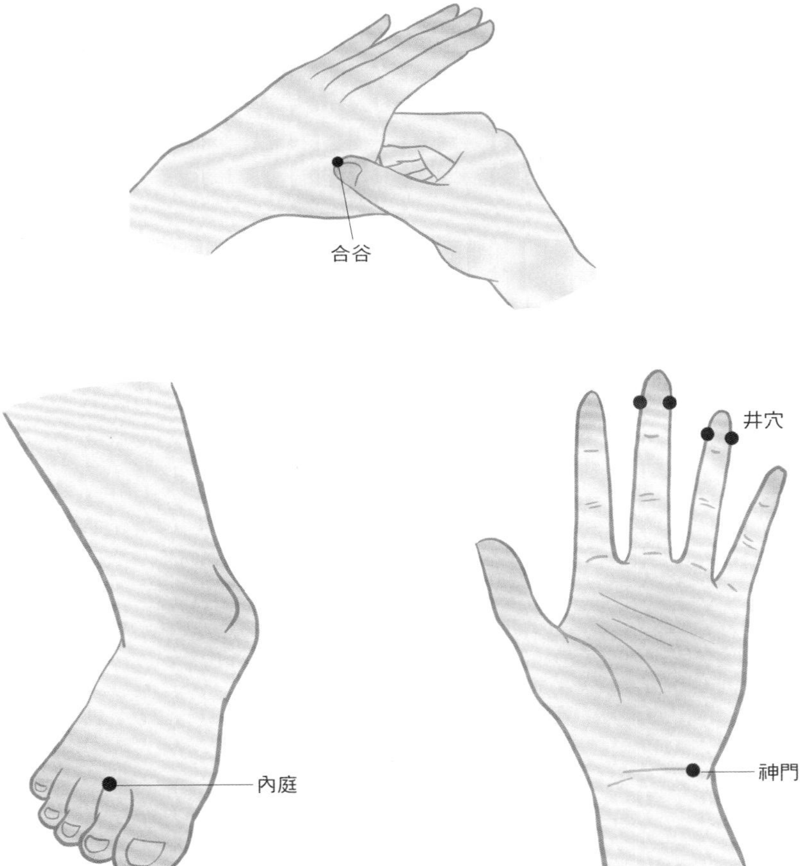

韓劇常出現的清心丸

我的病人當中十個有八個是韓劇迷，她們很常拿韓劇裡面出現的奇奇怪怪的東西來問我，例如什麼是清心丸？為什麼劇中人物很生氣的時候要吃這個東西？

其實清心丸是從宋代就開始流傳的中藥製品（《太平惠民和方劑局方》卷一中即有「牛黃清心丸」），裡面所含的成分有山藥、牛黃、羚羊角、人參、白朮、水牛角濃縮粉、麝香、當歸、白芍等藥物，吃了能夠補氣養血、鎮靜安神、清心解毒，通常可以拿來應付血壓突然飆高的急救，有人視為家庭必備良藥。

但藥效這麼強的清心丸，實在不適合盲目食用，還是要詢問醫師搭配個人體質服用比較好。

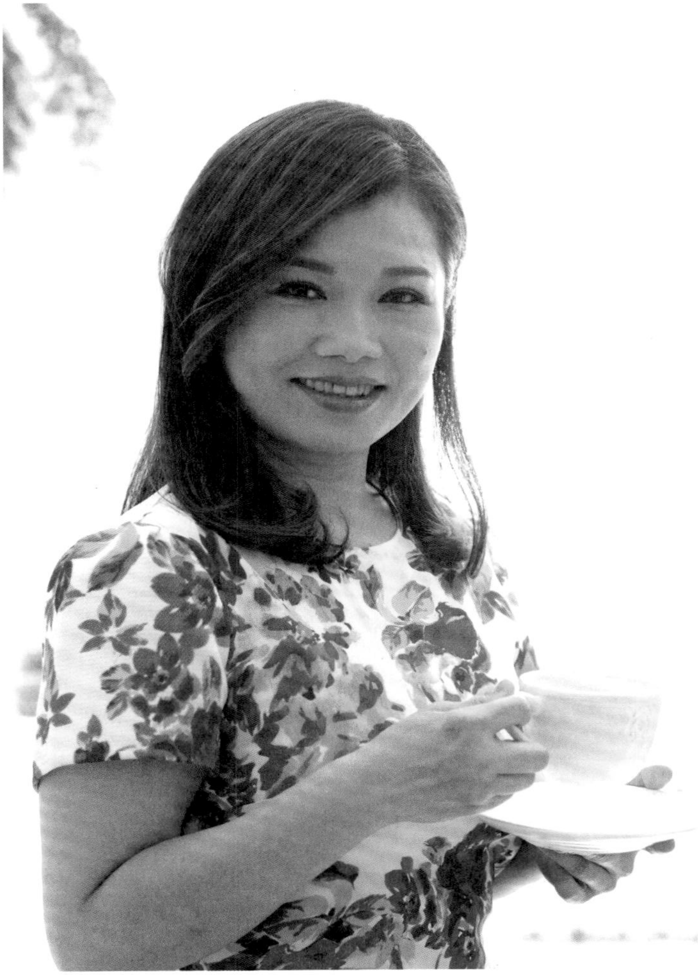

03

美不美，由經後二期決定

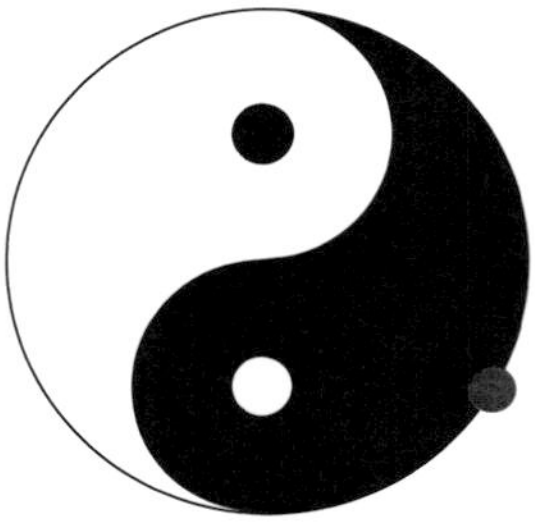

經後補血二期

日 SUN	一 MON	二 TUE	三 WED	四 THU	五 FRI	六 SAT
01	02	03	04	05	06	07
08	09	10	11	12	13	14
15	16	17	18	19	20	21
22	23	24	25	26	27	28

時間：Day10～Day12

調養重點：補血要持續。另外，此時為了要促進卵子順利產生，要補充足夠的女性荷爾蒙；又因為養卵會耗氣，所以也可吃一點能補氣的食物。

注意：有男朋友的要好好「互動」一下，刺激女性荷爾蒙分泌。

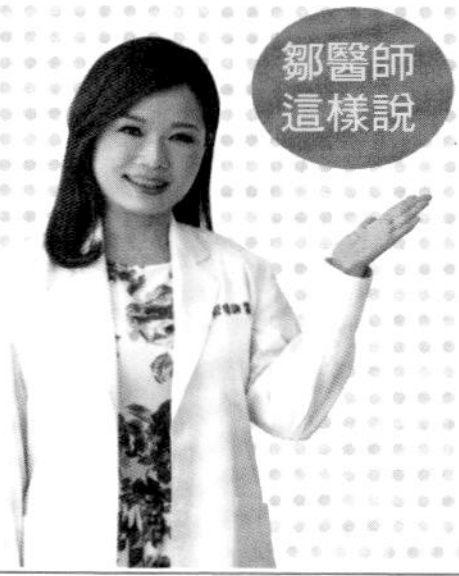

鄒醫師這樣說

陰長活動進入穩定期，
養足女性荷爾蒙，
就能使妳變得更美。

女人在這個階段的保養目標，就是要促成卵子產生，因此女性荷爾蒙要很足夠。所以這個時期，除了繼續吃紅肉、菠菜補血之外，也可以喝點豆漿，吃一點蝦子。

而促成一顆卵子的誕生也要耗氣的，所以可以吃一點人參補氣，而食物則可以選擇馬鈴薯、山藥、香菇、地瓜、牛肉、雞肉。

養卵就是養青春

女人的青春，靠的是旺盛的女性荷爾蒙，因為女性荷爾蒙可以保持女人皮膚Q彈。而女性荷爾蒙的分泌，也會隨著年齡而下降，所以熟女會慢慢出現皺紋。

每一個二十八天當中，女性荷爾蒙分泌最旺盛的時間，就是在經後補血二期，這是為了要養一個卵子出來的緣故，而卵子即是女性荷爾蒙以及其他女性內分泌物質所促成的產物。

所以女人可以把握住每一個月經後補血二期的時間，衝高女性荷爾蒙分泌，使它以後每個月形成一個良性循環，這樣女人就不容易老囉。

要保持白帶分泌正常

在正常的規律下，經後二期的陰長運動已經明顯，生理上代表的現象，是會有白帶出現。這個時期的白帶，就是因雌激素分泌旺盛，促成子宮產生一些分泌物而來的。

大家可以觀察在這段期間，內褲是不是會有濕濕黏黏、透明無色的白帶，如果這幾天持續維持這種狀態，那表示妳在這個階段的狀態還不錯，可以安心了。但如果白帶都沒有出現，那就表示陰長運動太不足，需要加強滋陰補陽的部分。

還有一種現象是，可能白帶來了一、兩天，接著消失，然後又來，這就表示陰長運動很不穩定，有時超前到排卵期前，有時還倒退到經後補血一期。這時要特別注意，是不是吃了太多寒涼食物，或是身體過於勞累？因為寒涼食物會使身體循環凝滯，導致白帶無法產生；若身體勞累，負擔太大了，也會影響內分泌的運作，使白帶分泌不正常。

順勢養卵的好孕準備期

在民國百年的結婚潮後，接著生子潮，接下來就是不孕焦慮潮，所以不孕問題的病人也是近年中醫師最大的客戶群之一。

女人不孕很難找出真正的敵人，到底是病理性、生理性、壓力性，還是男人的問題？不過說到底，男性問題先不談，還是以保養子宮卵巢為要。

經後補血二期的主要特色之一，就是卵巢裡的濾泡逐漸成熟，是養成一個好卵子的關鍵。要排出一個健康的卵，女性荷爾蒙分泌就要很穩定充足，所以想要懷孕的人，在此時要將調理身體的主力要放在滋陰上，而且不能等到排卵期才乖乖調理（那已經來不及了）。而不想懷孕的人，也要提早避孕。

另外，在經後補血二期之後的排卵期將是一個陰消陽長的轉型期，要有足夠的陽才能促成，所以在此時也要慢慢開始補一點陽性的食物或藥方，例如洋蔥、紅蘿蔔、糙米、黑糖等，以推動排卵順利。

現在網路和電子媒體資訊發達，所以我的病人常常拿一些似懂非懂的中藥食補方來問我，這能吃嗎？吃了會變好嗎？最常被問到的，像是四物湯、地黃、白鳳丸，是老一輩的人流傳下來給女孩子補身的主流藥方；而膠原蛋白飲、蜂膠、青木瓜四物則是新時代的流派。

像我就有個病人從小每個月乖乖吃四物湯長大，身體還是非常地瘦弱，還有不孕症的問題。她求子求得發慌。後來她在我這裡調理好了，可以生了，結果還是不能懷孕，最後才發現，其實她老公不孕的問題比她嚴重多了。

言歸正傳。好的卵子大約是十八mm至二十二mm，如果小於十六mm，我建議乾脆不要生。我平常和病人嘻嘻笑笑，頗放任病人不守規矩的，可如果病人是很認真要懷孕的，到這個時期我就會嚴格要求他們做幾件事情，養出好的卵子。這可是為了下一代健康著想啊！

首先，就是把老公有沒有升官加薪、有沒有把心思放在妳身上、婆婆有沒有來惹妳這些狗屁倒灶的事情，通通丟到一邊去。妳要去逛街（那是非常好的有氧運動，請穿平底鞋或布鞋好好走路），血拚喝下午茶，每天早睡早起吃奢華的早餐。還有，要停止減肥，並戒掉生冷飲料與食物。

另一半也要配合的「陰陽雙補期」

我有位病人的老公因為工作壓力太大，房事很敷衍。原本她也不以為意，因為她自己也是屬於「心靈交流」派的小龍女。可是年過三十五歲後，她發現自己和同年齡的朋友相較好像看起來比較老，臉部肌膚還特別乾燥，有一點點黃臉婆的跡象產生了。

她其實都很努力在用動輒快上萬元的精華液保養，但效果有限，而且又不敢動微整型手術，只好跑來問我有沒有無痛的方法可以補回青春。我說有啊，叫妳老公認真幫妳補就好了。

女性的美麗，在於雌激素分泌。在排卵期前陰長活動到達極致的時候，腦下腺垂體會分泌黃體刺激素（ＬＨ），這個過程就會導致雌激素分泌降低。

而想要刺激身體雌激素活躍一點，除了食補和藥補之外，還有「愛愛補」。也就是藉由這個過程，讓女人感受到「身為女人」的本能反應，激發雌激素的分泌。當體內的雌激素持續分泌，會進而改善女人因為雌性荷爾蒙不足所帶來的困擾，例如白帶分泌太少、皮膚太粗糙、太肥胖（有些女人吃太胖之後，會改變身體荷爾蒙平衡，以後更容易胖，形成惡性循環），甚至是無法「產卵」的問題。

就算不是為了變成美魔女，單就為了健康，女人也要常常誘拐老公上床。特別是在排卵期前，妳的身體都已經準備好充足的白帶滋潤，和老公來幾場歡愉了，如果妳還不順著生理自然循環而行，妳的身體就會沮喪、會抗議。這個道理就像是本來水流到此應該順流而下，源源不絕，但中間突然擋了個石頭不給水流過，這個水循環為求生存，當然會想辦法找它的出路，而這個出路有時候就是一個病症。

疲累又失眠的整治期

在我的診間裡，最常聽見病人哀號：「好累！老闆像惡魔，老公像死人，公事家事一肩扛，怎麼會這麼苦命?!」

你要她多休息，那比登天還難；你要她注重飲食養生，那也很難，她們都希望看完醫生吃兩帖藥就好了。有時候我覺得她們更需要哈利波特而不是醫師。

有這種症狀是因為氣虛，氣不足，就很容易累；還有壓力大又導致肝火旺，血液循環不好，就難以入眠。如果在這個時期養血和養氣，都比較留得住，因為身體會hold住它們，準備給之後所產生的卵子之用，妳補足了都不會浪費掉，多的也可以留在身體裡慢慢用。

補充鈣質防腰酸

當女性身體裡的濾泡要發育成卵子時，為了供應卵子所需的養分，會需要較多的鈣質和血紅素，所以這個期間如果補充足夠的鈣質，就可以避免因鈣質流失而造成的腰酸。

鈣質比較好的來源是海鮮類食物，我特別建議白肉魚，因為白肉魚脂肪較少、普林較低，能補到該補的，而不會造成身體負擔。料理白肉魚時，可以加一點點醋，讓魚肉中的鈣溶解，更容易被身體所吸收。如果要強化鈣質吸收，可以再加一些優質蛋白質食物，例如牛肉、黃豆。

想變美豐胸的人看這裡

美眉來找我，最喜歡我幫她們針灸減肥、治療痘痘、針灸拉皮除皺、豐胸，效果通常都好得不得了，還可以到處去跟別人炫耀她都沒有去醫美診所動刀，都是自然美。

不過，不是我要拆自己的台，即使是中醫美容，也是治標不治本啦，如果美眉們平常都不保養子宮卵巢，身體裡都壞光光，那個結果還是會慢慢地浮現在表面上。

話說回來，雖然我這麼殷殷切切循循善誘，也沒有病人在聽，大家美容好了回去亂吃亂喝，作息日夜顛倒，過一段時間又會來找我。果然人生苦短，及時行樂還是時代潮流。

有認真想要一輩子都自然美下去的美眉們，就要好好看這個章節，特別注意經後補血二期的保養，這是美麗的決勝點。

經後補血二期最適合補，道理是這樣的：妳的身體即將要產生一個卵子，那可是天大的事情，所以平常對營養把關很隨便的身體機制，這個時候都會振作起來，只要妳給它好的營養，它都會想盡辦法吸收進去。不管是膠原蛋白Q10、維生素C、礦物質等，只要是細胞需要的營養，它統統會照單全收。這樣吸收下去之後，營養倉庫很豐足，於是不論是妳的臉缺維生素C、皮膚缺乏膠原蛋白，還是胸部缺乏女性荷爾蒙，都可以調貨。所以說，妳要美容美白豐胸，就可以在這個時期好好庫存需要的營養素。

平板妹的豐胸期

胸部可以說是女性魅力最強的「凶器」，但也是平板妹心中永遠的痛。廣告說二十歲之前喝了都有效的四物飲，是不是真的那麼有效？還有一堆坊間的豐胸正方偏方效果又如何？其實都有待商榷，畢竟羅馬不是一天造成的，平胸也是。

在中醫來看，平板妹最大的問題就是脾胃不好，吸收力很差，吃進肚子裡的營養都沒有吸收，更不要說上傳到胸部。所以吃了滋陰的東西滋不了陰，吃了補血的東西也補不了血，如果補錯時間也沒有效果。最好滋補的時間就是經後二期，一邊固脾胃一邊養血，固脾胃是為了讓妳吸收營養，把咪咪養大，而養血是為了讓這些營養能順利輸送到胸部去。

現代人流行喝豆漿，想要長大胸部的女性，這時候喝豆漿是最好了。此外，吃牛肉也是不錯的選擇，可以既補血又補胸。

蘋果臉的養成期

我看國外時尚雜誌，有時候會被那些面容蕭索枯瘦的麻豆嚇到，顴骨和下顎骨那麼明顯，好像骷髏上包了一層緊實的皮而已，不過因為都很年輕，所以感覺上還有那麼一點時尚美。可是如果到了熟女階段，皮鬆肉垮的，蛋白質流失過多還面無血色，那就不是普通的恐怖了。

蘋果臉就是飽滿紅潤的臉色，看起來像小女孩一樣，臉蛋像澎澎的棉花糖上抹上兩團粉嫩紅光，通常女人到了一定的年紀，或是瘋狂減肥折磨自己一段時間之後，就會失去這種狀態。但如果在經後二期好好地調養，多吃一點含膠原蛋白的食物，例如豬腳、魚皮，就可以保養出美麗的蘋果臉。

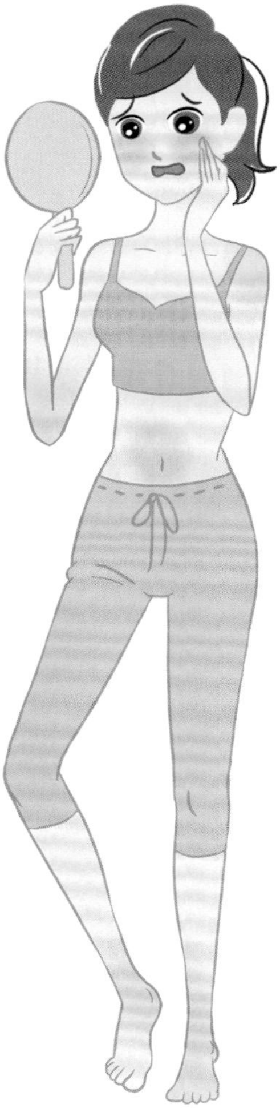

戰勝黑斑的淡斑期

黑斑是非常困擾女人的問題，特別是隨著年紀漸長，斑越來越容易出現，越來越難消失，美白淡斑產品就買得越來越不手軟。不過，美白淡斑不是只靠瓶瓶罐罐就會好，因為黑色素並沒有代謝掉，它會頻頻回首。

女人要完全打擊黑斑，就要提高體內的雌激素，補充一點這方面的食物，例如豆漿、奇異果，在經後補血二期吃，就特別有效。

只留青春的祛痘期

我的病人中有一些是學生，她們正處於升學壓力很大，需要常常熬夜唸書的時期，所以滿臉痘痘，心情糟到了極點。我通常會特別補強她們經後二期的調養，結果都有明顯改善。

根據西醫的說法，痘花妹的問題是男性荷爾蒙分泌過於旺盛，刺激皮脂腺分泌太多油脂，造成毛細孔阻塞。如果是月經來之前才長痘痘，是因為月經前的男性荷爾蒙也會增加，如果它完全打敗了身體裡的女性荷爾蒙，皮膚也會分泌太多油脂而阻塞毛細孔。

相對地，如果能在經後補血二期，好好地把女性荷爾蒙養得足夠一點，那就可以迎接接下來經前補氣一、二期男性荷爾蒙開始分泌的挑戰，讓兩者達到平衡，痘痘就不容易長了。

在中醫則認為陰長不足，陰虛火又旺，才會養成痘花妹。而經後二期正是陰長的關鍵時期，如果能好好補足陰長活動，抑制心火與肝火，就可以改善痘痘。所以不要再想痘痘出現才吃苦瓜降火，那已經來不及，應該在經後二期就多吃花椰菜、葵花子、洋蔥、玉米、花生等食物。

青春痘反應身體狀態

青春痘生長跟身體內五臟六腑的系統也有密切的關係。臉上痘痘不同的生長位置，能反映五臟上火的情況，也可以看出身體的健康狀況。

①額頭長痘：代表心火過旺。中醫所說的心火旺並不是指心臟有問題，

而是用腦過度。最常發生在長期熬夜讀書動腦的青春期青少年身上。

此外，壓力大、勞心傷神或是經常失眠時，會造成心火和血液循環有問題，額頭也易冒出痘痘。

②雙眉間長痘：多半原因與胸悶、心律不整、心悸等疾病有關。

③兩眼間長痘：代表肝功能不佳。

④顴骨：腸胃、消化系統不好，營養不容易吸收

⑤鼻子長痘：如果是鼻頭長痘，要注意脾胃消化系統異常，以及胃火過盛的問題。如果是鼻翼長痘，多半與卵巢機能或生殖系統有關。

⑥左臉頰長痘：代表肝火過旺，可能肝功能有問題，或是肝臟的造血、解毒與分泌等系統功能出現狀況。

⑦右臉頰長痘：多半與肺功能失常有關。肺部主要掌管人體的呼吸系統，所以有些人感冒時，右臉頰會突然長出痘痘來。

⑧下巴長痘：多半與內分泌失調有關，可能有生殖、泌尿系統及排便系統等相關的病症。

＊從痘痘的位置看健康狀況＊

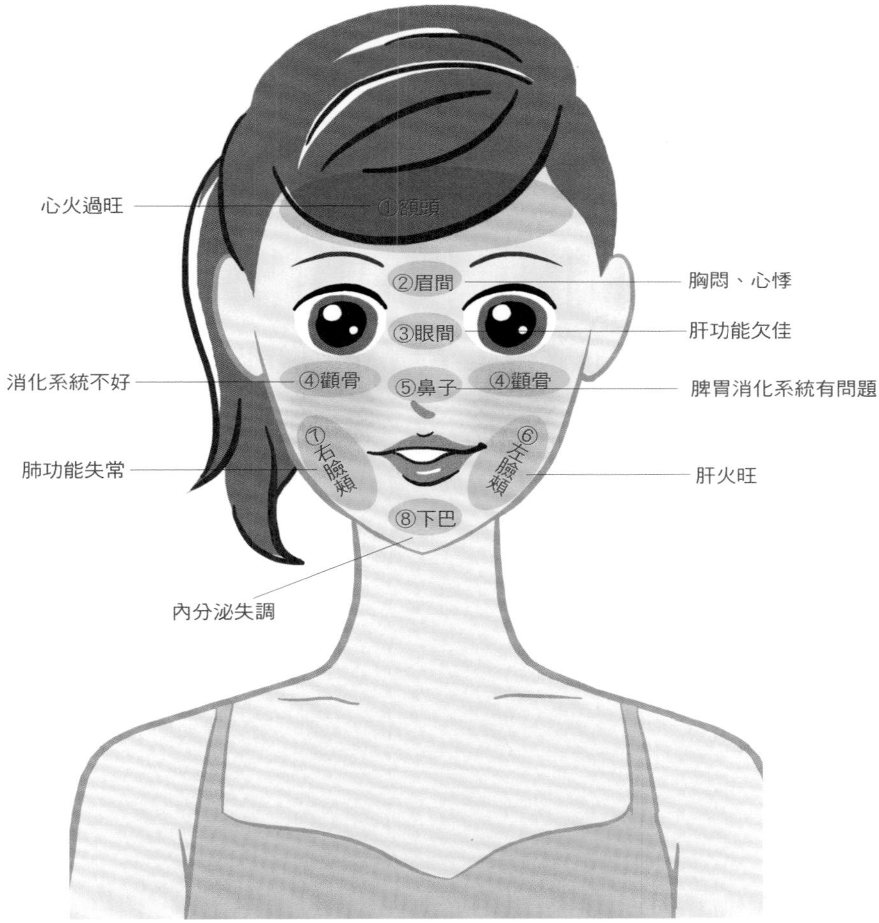

漢方美白面膜三白膏

材料：白芷6錢、白蘞6錢、白附子6錢。

做法：將所有材料磨成細粉，調入牛奶或蛋白成稠狀，於經後補血二期每天晚上入睡前敷十五分鐘後洗淨。

功效：這三種藥材都具有美白的功效，其中，白芷還兼具防曬效果，白蘞能治療雀斑，白附子則能預防臉部皮膚病。

04

讓卵子順利產生的關鍵期

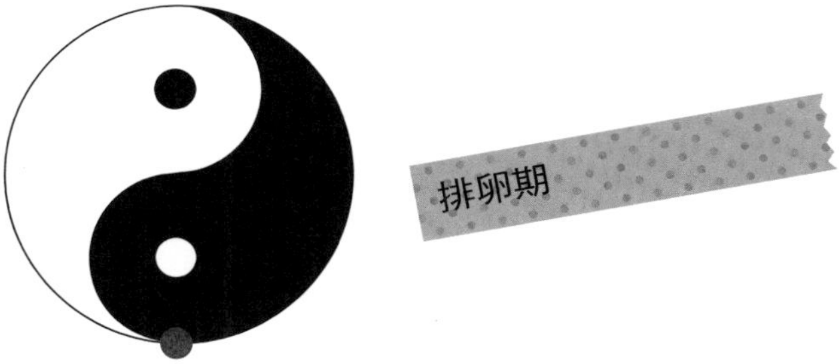

日 SUN	一 MON	二 TUE	三 WED	四 THU	五 FRI	六 SAT
01	02	03	04	05	06	07
08	09	10	11	12	13	14
15	16	17	18	19	20	21
22	23	24	25	26	27	28

時間：Day13～Day14

調養重點：陰陽氣血變動劇烈，是重陰轉陽的關鍵時期，且時間短暫。以行氣活血補腎的方法，促進卵子排出。

注意：這是最容易受孕的時期，無論是要懷孕或避孕，都要在此時算準時機。

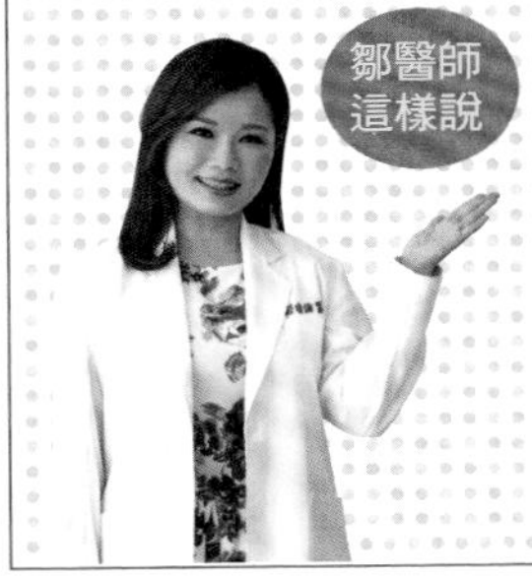

這是重陰轉陽的關鍵期，
女人如果能順利排卵，
就是青春的象徵。

經行前後出現的各種症狀，其實病根多落在排卵期或經前補氣期，這個周期是屬於同一個系統的。這就像如果要從甲地（這次的小紅期）走到乙地（下一次的小紅期），但是中間（排卵期和補氣期）卻走進了墓地，沒有調整回來，那走到乙地的途中就難免出現「卡到陰」的症狀。

排卵心事誰人知

我覺得女人都不太重視自己有沒有好好排卵。因為卵子不像月經有顏色可供辨識，或是排卵時會感受到疼痛。人們對於看不到、感受不到的事情，通常就當作沒發生。所以很多女人對於大半輩子排過幾次卵，自己也不知道。只有生了婦科疾病或是想懷孕的時候去看醫生時，才會驚訝自己的排卵問題原來那麼嚴重！

現在女人每天滿口說要愛自己，可是愛自己愛到連自己一個週期有沒有排卵都不知道，那也神經太大條了吧！

由月經週期推算排卵日

一個東西要從無到有，那過程有多麼複雜辛勞！排卵更是如此。要排出一個健康的卵可不容易，那得要妳從小紅調養的第一期就開始細心呵護。當然如果妳現在才十七歲，不想要月經來煩妳吃喝玩樂，那是不可能理解這個困難度的。

在排卵期前的經後補血二期，雌激素會分泌增多，使得子宮內膜變厚，接著在體內各種女性荷爾蒙的影響下，使得卵泡增大。其中多數的卵泡會逐漸萎縮，最後經過「物競天擇」的篩選之後，只有一顆卵泡會成功發育，釋放出一顆卵子。

一個女性一輩子會排出多少卵子，和先天體質有關。根據統計，女人一生大約會產出四百至四百五十個卵子。

在正常狀況下，排卵與下一次月經來的間隔時間約為十四天，由此便可推算出排卵日期。以一般月經週期為二十八天為例，若此次月經第一天為一月一日，下次月經來潮則為一月二十九日，即一月十五日為排卵日。

但不幸的是，排卵正常也未必代表能順利懷孕。以現代社會最常見的問題是，女性高齡進入婚姻，卵子沒那麼強壯，所以即使正常排卵，也不一定會受孕。

有月經不代表有排卵

我有病人曾經連續兩個月經期都很短，不要用衛生棉都可以度過；而且也出現過來的量太多嚇死人的問題。她後來面臨到生育壓力，才趕鴨子上架來找我。我仔細研究了之後，告訴她應該是沒有排卵的問題造成的。她聽了很訝異，說：「可是我有月經啊！」

說得真好！可惜有月經不代表有排卵。

這是因為，在十至二十顆濾泡當中，並沒有任何一顆發育成卵子；可是與此同時，女性的生理循環已經走到陰長極至要轉陽的階段了，雌激素開始降低，給大腦訊息讓子宮內膜脫落，所以沒有排卵也會有「月經」，但其實它比較像是不正常出血。

如果是很久沒有月經之後，一次來大量的月經，那有可能是已經很久沒排卵了，可是雌激素一直刺激子宮內膜增生，等到雌激素下降到一定程度的時候，累積很厚的子宮內膜就一次脫落。

會產生這種現象，最常見的疾病就是多囊性卵巢症（見第五十五頁），也要注意是否有甲狀腺低下、泌乳素過高、或是卵巢功能衰退等問題。

為什麼排卵期會出血？

在排卵期前後，可能會出現類似月經般的出血，通常是呈血絲狀、伴隨蛋清般的分泌物。若偶爾出現一、二次；或出血只有一、二天，且出血量少，都屬常見的出血情況，可以不必過度擔心。

這可能是壓力過大、生活太緊張，或是生活作息突然改變等原因所造成。此外，服用避孕藥或含有荷爾蒙成分的藥物，也可能造成非經期的子宮出血。

不過，若是反覆出血，出血量又多，就不能掉以輕心了。

❊❊❊ 負面情緒會使排卵期延後

有些人排卵期會延後，我比較常見是因為失戀或離婚而造成，但是像感冒之類的小病反而不太容易成為原因。所以女人應該常常做讓自己開心的事情，像我最愛吃喝玩樂，定期讓自己的心情遛遛，效果比吃什麼藥都好。

我有個病人算準了排卵期後的時間好與老公歡愉，結果因為排卵期延後而意外懷孕了。而大環境的經濟狀況不太好，兩個人說什麼也不敢生。後來她流產了，來找我看病，心情很複雜，慶幸之餘但又難免心疼一個小生命。我安慰她，那也是天注定，而且其實延後排卵的卵子太老了，比較容易有染色體異常的問題。我勸她還是先把身體調理好，這樣要孕不孕都比較好掌握。

胸痛胸脹，容易緊張焦慮

有個女生來找我時，偷偷地跟我分享了一個「豐胸秘方」：她連續喝了說某一種品牌的青木瓜四物飲一週，就發現胸部脹脹的，好像有變大的感覺。經過我研究之後，發現那其實是排卵期黃體素和雌激素交互作用的結果，使胸腺管擴張，不但會脹，還有點痛，但絕對不會變大。

就這樣打破了她豐胸的美夢。

通常這種情形到月經來的時候就沒了，而且在月經來前的三到四天會最嚴重，有些比較苦命的女人甚至還會延續到整個月經結束之後。

排卵期首先就是雌激素會刺激大腦，讓大腦變得很high，工作戰鬥力特別強，對性事也特別熱衷。但矛盾的是，黃體素也會減少大腦的血液流量，支持不了那個high的持久性；如果那一段時間壓力又很大，就會造成胸痛胸脹，情緒也會變得比較焦慮。

尤其是體質「肝氣鬱結」的女性，也就是壓力大、長期失眠或熬夜、容易緊張的人，此時更容易胸悶痛，心情還很低落。所以如果男生要和女朋友分手，好心點，千萬別選在這個時期。

女生在這段時間最重要的就是多吃蔬菜水果，安定心神，少喝咖啡、喝酒和抽菸。

測量基礎體溫，算出好孕期

我覺得男女不平等的現象，根本在於生育機能的不同。像是男人即使超過五十歲仍然可以生小孩，但是女人卻未必，因為隨著年紀增長，女生所產出的卵子，裡面的卵色體比較容易產生破損，但男人的精子就較沒有問題。所以站在醫生的立場，我還是建議女人如果要生的話就早生。

掌握體溫的節奏，為「做人」做好準備

BBT指的是基礎體溫，是想要懷孕或避孕的基礎指標。這種BBT測量的

原理是，女性的體溫會隨著排卵而改變，大約以二十八天為週期，分為低溫時期與高溫時期。

低溫時期就是月經結束到排卵日前的期間，此時身體會進入低溫期，體溫大約在三十六・三℃～三十六・四℃之間。接著體溫會突然下降〇・一℃，代表身體正在排卵。這種突然降溫的情況只會維持一天。

高溫時期則是排卵後到下次月經來前的時間。若某天體溫比低溫平均線超過〇・三℃以上，且持續三天以上，就代表此時黃體素正旺盛的分泌，高溫期出現了。

當卵子自卵巢排出後，在輸卵管內只能生存一到兩天；男子的精子在女子的生殖道內則可維持兩到三天的受精能力，因此在卵子排出的前後幾天裡，女性較易受孕。

妳可以在藥妝店買到幾百元的精密電子溫度計，而且量體溫的時間必須在每天早晨剛睡醒，還沒有起床活動之前就測量。然後將每日測量的結果記錄下來，再用excel表做成曲線。

不過馬有失蹄，現在女性生活既忙碌又精彩，誰也不知道妳這一個月會不會突然被一顆一克拉鑽戒，或是一個百萬業績而影響了心情，導致排卵期和前三個月不同調。結果那麼辛苦地記錄了老半天，卻還是沒中獎。

為了避免意外中獎或意外不中獎的機率太高，現代科技研發出讓女人更放心的好東西，那就是排卵試紙。排卵試紙的原理是：在排卵前大約二十四到三十六個小時內，尿液裡的黃體刺激素（ＬＨ）會升高，升高之後的那兩天就是所謂的受孕日，想避孕或想懷孕的女性都可以好好把握。

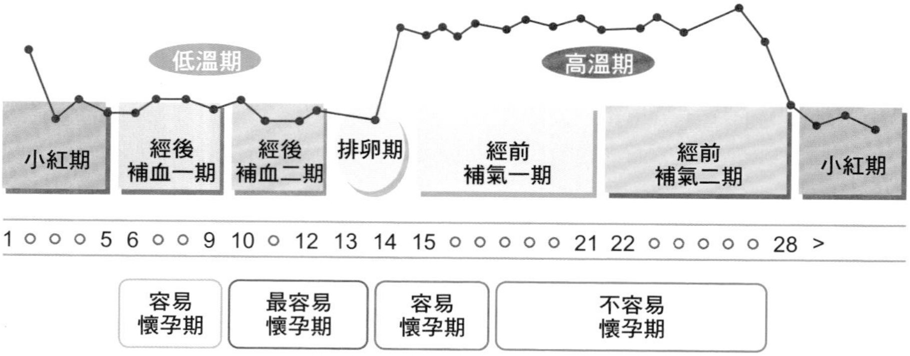

＊月經週期與基礎體溫＊

這種東西可以買好一點、貴一點的電子顯現棒，例如Clearblue驗孕棒，這樣就不必研究到底那一條線有沒有浮出來，因為在「對的時間」，它就會露一個笑臉給妳看。當然如果妳不想懷孕，可以把它想像成哭臉，禁慾幾天。

用按摩與食療促進排卵

有排卵才有機會受孕。有懷孕準備的女性，可以在排卵期由下往上按摩腹部卵巢的位置，每次約十五分鐘，刺激氣血活動；也可以食用具有溫陽活血的食物，例如早晚喝一些紅花酒、當歸酒等，這樣做都能促進排卵，增加懷孕的機會。

陰道發炎的調理期

排卵期到了之後，卵子要與精子結合，所以這時陰道會分泌出很多透明滑潤的白帶，為的就是要讓男人順利進入到女人的身體裡，進行傳宗接代的任務。妳不得不讚嘆，造物主真的很神奇，把女人的生理機制都set得很完美。

陰道能藉由白帶滋潤，幫助夫妻在床上「運動」流暢；如果白帶太少，陰道太過乾燥，愛愛的時候就會疼痛不舒服，有部分女生會因此而排斥愛愛，影響了夫妻關係。

此時如果白帶太少，陰道不夠潤滑，那就要特別注意了，因為這樣就表示雌激素分泌不夠，會導致排卵不順利；或者排出來的卵不健康，容易影響受孕。此外，還會引起頭暈和腰痛，也比較容易掉髮，這是非常嚴重的問題。

另外，陰道也是體內和體外接觸的管道，所有外界的細菌病毒，都很容易藉由這個濕潤的開口進入體內，所以不小心就會感染發炎。根據統計，有七十五%的女人一生當中都會出現陰道炎的困擾。

女性只要生活飲食或情緒稍微失調，就會立刻反映在婦科疾病上。這時一定要守好身體的第一道防線——陰道，否則病菌就會由陰道上行至子宮頸引起子宮頸炎、子宮頸糜爛。再嚴重的話，則入侵胞宮，引起子宮內膜發炎。最後整個骨盆腔都淪陷，導致骨盆腔炎、輸卵管炎和卵巢炎。

中醫認為脾虛和腎虛的體質比較容易感染陰道炎，因為脾虛的人吃了東西不能吸收，都變成廢物，太多廢物積聚在身體裡，就會滋生病菌；而腎虛的人也陰虛，荷爾蒙無法順利分泌，也會使身體對病毒的防禦力減弱。

一般來說，冰冷或生冷的食物是陰道發炎的罪魁禍首。常常陰道發炎的話，就不能只靠塞劑和抗生素治療，這樣只能治標而不治本，最好的方式還是徹底調理體質，讓肝腎脾都健壯起來，才有機會防禦外敵。

05

經前補氣一期調養好，身體就會慢老

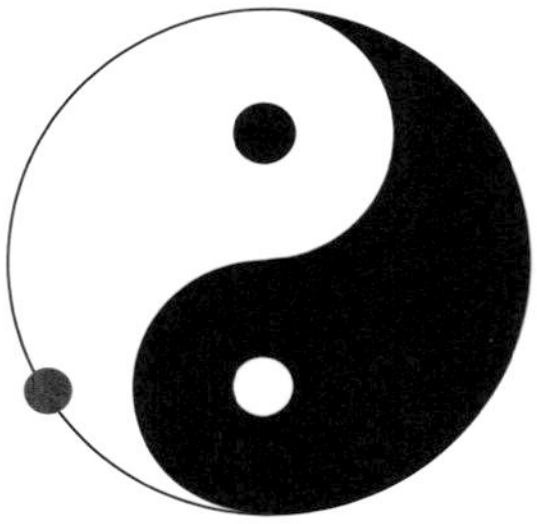

經前補氣一期

日 SUN	一 MON	二 TUE	三 WED	四 THU	五 FRI	六 SAT
01	02	03	04	05	06	07
08	09	10	11	12	13	14
15	16	17	18	19	20	21
22	23	24	25	26	27	28

時間：Day15～Day21

調養重點：排卵後基礎體溫升高，進入陽長期，此時應多吃一些能補氣、補腎陽的食物，氣足就能助升陽，並推動血行，讓營養送達全身。

注意：女人養生的重點就是養子宮。具有能養出下一代功能的卵巢與子宮，就是女人青春的表徵。

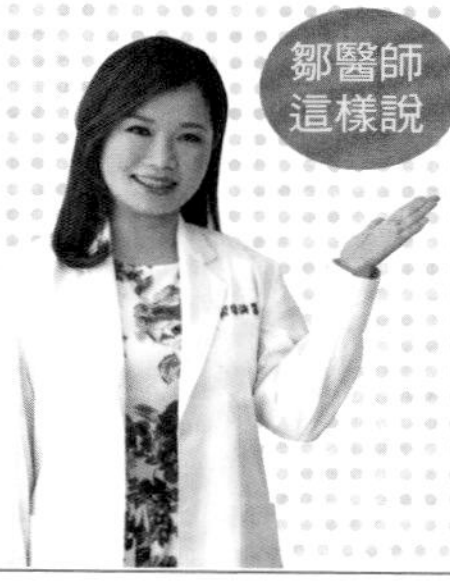

鄒醫師這樣說

這段時期一定要開始收斂之前的生活壞習慣，這不僅是為了懷孕，更是為了奠定老來健康的基礎。

中醫一直諄諄教誨女人，身體要暖、子宮要好，就能維持青春不老。這聽起來既簡單又激勵人心，但是也沒有幾個女人作得到。

經過研究後我發現，其實只要搞定經前補氣一期這個關鍵時期，日後你就能像鄭多蓮一樣，即使「高齡」已經四十八，還是能擁有完美的體態與容貌。

女人要不鬱，不痰，不瘀，不濕

在排卵期如果沒有受孕，就會陰血瘀滯，陽氣漸漸變得旺盛，身體開始進入陽長陰消的階段。

之前曾說過，陰長運動是主導女人的生育體系，而陽長運動是主導女人的生命發展體系。所以，陰消有點像是生育體系已經意識到它完成了階段性使命，逐漸退出，取而代之的陽長活動則接續另一個階段。因此，經前補氣一期這段時間就要促成陽長。但如果陽長陰卻不消也不行，換了一檔戲之後，上一檔戲的主角也要下台，不然兩檔戲的主角在同一個舞台上，戲就唱不下去了。

陰重時會帶來陰液水濕等物質。當身體經歷前面陰長的幾個週期，這些物質不再被需要後，就必須排除體外，而這需要靠陽長運動的力量推波助瀾。但如果陽長運動不足，就會有瘀濕。瘀濕就會養濕邪，招致外來細菌和病毒侵犯，使得女人養青春美貌的防禦力都要去抵抗濕邪，這樣身體的美容戰鬥力就降低了。

子宮為了迎接卵子的產生，在排卵期前會開始慢慢增厚子宮內壁；等到排卵之後，為了孕育可能的受精卵，子宮就要變成溫暖柔軟的床，好讓受精卵舒服地發育。如果轉變得不順利，就會有痰鬱。痰鬱就會造成血液循環不好，身體代謝也變差，黑色素以及皮膚多餘的油脂都代謝不出去，這就像是家裡的垃圾清除不掉一樣，時間一拉長，家裡都會變臭。

女人如果吃好睡好健健康康的，就好像養了一堆精兵幫妳打仗，這些精兵平日無戰事時，就幫妳蓋房子裝潢種田，把妳的生活嬌養得像貴婦一般。但如果這些兵養得不好，平常只會消耗妳的糧草，戰時又被打擊得潰不成軍，它還能給妳好日子過嗎？

所以，女人要能養出抵抗歲月痕跡的精兵，就是在這個時候。

代謝不好，這個時期最有感

大多數女人都有手腳冰冷、血液循環欠佳的問題，這個問題平常還不會體會到，可是到了經前補氣一期，就很有感覺了。基本上，什麼水腫、腸胃病、子宮肌瘤都會來報到，為什麼呢？因為排卵沒有受精之後，身體就要想辦法把這顆過期的卵子和一些廢棄物排出去了，可是妳血液循環不好，都排不出去，就容易百病叢生。

容易水腫，少吃重口味食物

我常常跟女生說，在經前一期的體重，數字當作參考就好，不必太當真，因為這時會水腫，多個兩、三公斤也是常見的。所以我的病人都很樂觀，看到體重數字都會自動減兩、三公斤。當然我也會碰過那些趁機大吃大喝，變胖了毫不自知，還自欺欺人認為那只是水腫的人，結果月經結束後跑來跟我抱怨「水腫」沒消。對於這種誤解，我就愛莫能助了。

這段時間身體容易水腫，是因為排卵期後，身體已經完成排卵的階段性任務，而原本促成卵泡發育的荷爾蒙分泌液剩了下來，一時之間排不掉所造成。

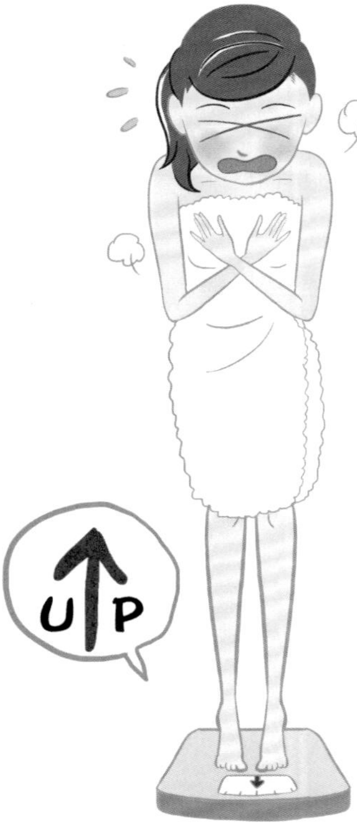

如果不想水腫嚴重，平常有穿塑身衣習慣的人就先別穿，以免阻礙血液循環，讓水腫問題更嚴重。此外，減少鈉攝取量是必要的，因為一旦鈉離子過高，就會把水保留在體內，所以要盡量減少吃那些重口味的外食。還有，多吃含鉀的蔬果，像是菠菜、芹菜、綠花椰菜、香蕉、番茄、蘋果等，也能幫助體內鈉的代謝與排出。

還可以按壓小腿內側的復溜穴（內腳踝尖後方凹陷處，往上約兩指處）。「復溜」顧名思義就是讓身體裡停留下來的水（如：尿液、汗液和痰濕等）重新流動起來。

＊可消腫利水的穴位＊

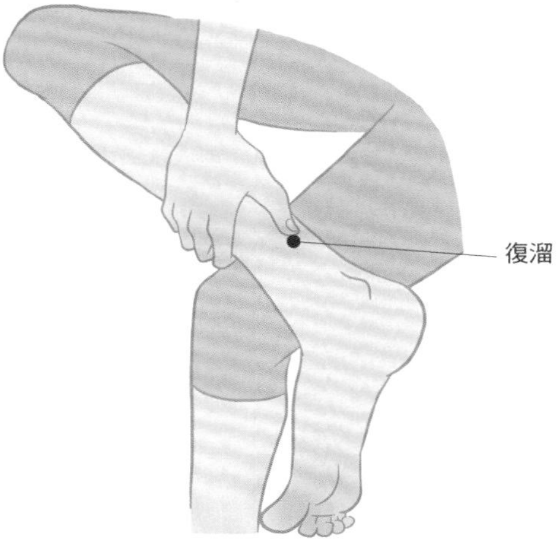

氣不足使手腳冰冷

排卵之後沒有受精時，如果妳的身體氣不足，就沒有辦法把這顆沒受精的卵子排出體外，身體裡積聚了太多廢水，手腳就會冰冷。雖然說有些女人手腳冰冷是一年三百六十五天不分四季的，不過如果在排卵後的高溫期，手腳還是那麼冰冷，又想要懷孕，我通常會勸我的病人好好考慮，這顆卵子是不是受孕的好選擇。

手腳冰冷主要是陰虛的問題，因為太虛，促成的受精卵發育成熟度就欠佳，而排出之卵子也會欠佳，這時可以從補血補氣下手調理。像是喝一杯熱可可，加上肉桂粉，就是最好的方法。因為肉桂性熱，具有溫經通脈、補火助陽、散寒止痛的功效，能改善末梢血液循環，進而提高身體的溫度，喝下後馬上全身暖呼呼。

腸胃差，胸部小也易頭暈

有不少女人雖然已經都在標準體重以下了，但還是不停減重，而且用的多半是錯誤的方法，不是吃減肥藥就是靠惡性節食。

重點來了，腰細的女人通常胸部也會小。因為「脾主肌肉」，也就是脾胃負責維持肌肉的正常功能。如果減肥減到腸胃都壞掉了，肌肉就會無力，當然不可能有大胸部。至於少數天生擁有螞蟻腰又胸大的女人，都是天生體質。

老一輩的人會覺得太瘦的女人很難生育，其實是因為她們的營養吸收不好，脾虛，子宮也會虛，倒不是因為擔憂那螞蟻腰裝不下一個胎兒。

再從六階段生理週期調養的角度來看，當週期走到這個階段時，身體應

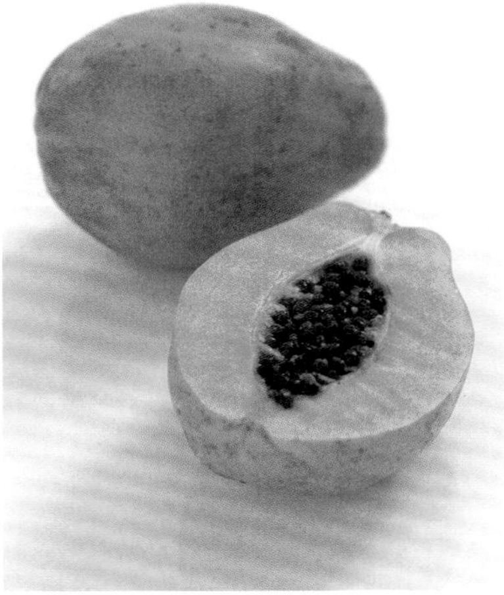

想要改善經前頭暈的症狀，要從改善脾虛著手。從食物顏色與五臟健康的觀點來說，因為「黃入脾」，吃木瓜等黃色的食物，具有健脾的功效。

該要往前進入到陽長運動，但是腸胃不好的人因為脾虛，陰長和陽長運動都不足，就會擺盪回陰長運動。然而陰長運動也很弱，所以就形成一種雙方力量都很微弱的拉鋸戰，於是血氣不知道要往上走還是往下走，血氣又不足，所以會頭暈精神差。

所以，改善脾虛就是豐胸和改善經前頭暈的關鍵。多吃些黃色食物，如木瓜、蓮子、南瓜、黃豆等，因為中醫認為「五色養五臟」，而黃色能入脾，達到助胃健脾的效果。

虛寒又口乾，要先降火再溫補

虛寒的人通常身體冷，可是這時卻有些人偏偏是身體燥的，身體某個部位火太旺，把血氣都集中到那裏去了，結果需要血氣的部位卻沒有血氣，就會冷。

這種女人在經前補氣一期會特別虛寒，又特別容易口乾舌燥，主要是因為這時要準備把卵子排出體外，身體就會開始集氣在下半身；可是下半身又因為陰虛，太凝重，氣下不去，就往上衝。往上衝之後首當其衝的是肝臟，把肝火燒旺了，自然容易口乾舌燥。可是這時下半身還是不放棄集氣，所以上下就產生一個拉鋸戰，讓身體時而冷時而熱。這樣的人最難調，要先降火，再補暖身體，分階段調理。

紅糖煮紅豆湯是不錯的補虛寒食補，溫補的部分，主要是從當歸、人參、枸杞子、川芎、黃耆、黨參、龍眼肉等藥材加減使用。

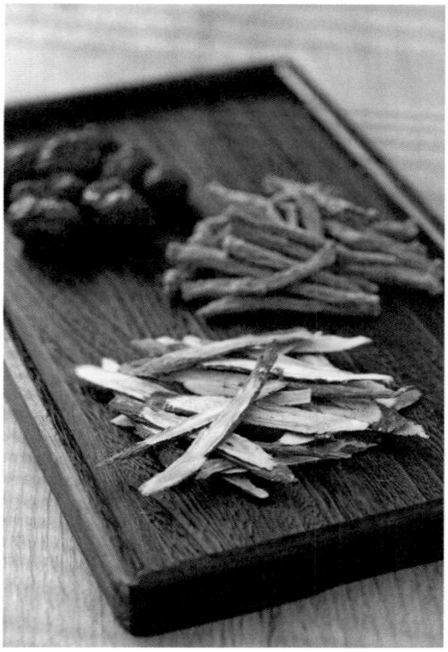

身體虛寒的人，在經前補氣一期時可以利用能健脾補氣的黃耆、黨參、紅棗等食材溫補。

少吃冰，多運動

如果卵子沒有順利受精，就要讓卵子和跟著卵子而產生的分泌物一起排出體外，把身體內部清乾淨了，好給下一顆卵子誕生的好環境。如果在經前補氣一期這個時期吃冰，會讓這些廢物都排不出去，不但影響下一周期卵子的產生，還會讓妳變水腫、變胖、變醜，這很嚴重吧！

其實很多不孕的女人都很健康，就是在這臨門一腳沒踏穩，所以沒有順利懷孕。不管你在這個時期前對身體做了多少壞事情，只要在此關鍵時刻排除萬惡的冰冷食物，再加上一點中藥溫補調理，下個月還是有機會懷孕的。

另外，因為在下一個時期，也就是經前補氣二期開始，所有的經前症候群都會開始找上門，不舒服不適合運動；而且那時身體也會進入「全力衝刺月經來潮」的狀態，再負擔過多運動，也會影響月經來潮。

所以，如果妳平時是靠有氧運動和跑馬拉松維持身材的女性，我勸妳在經前補氣一期多參加一趟馬拉松，接著就要準備休息了。

06

愛吃、易怒，又變醜的經前補氣二期

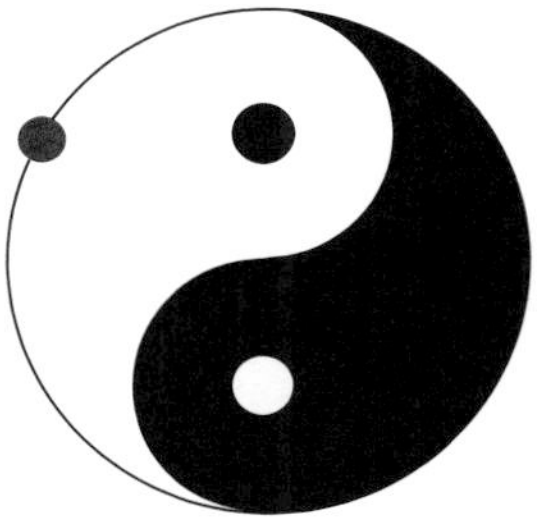

經前補氣二期

日 SUN	一 MON	二 TUE	三 WED	四 THU	五 FRI	六 SAT
01	02	03	04	05	06	07
08	09	10	11	12	13	14
15	16	17	18	19	20	21
22	23	24	25	26	27	28

時間：Day22～Day28

調養重點：面對經前症候群，就是六字真言：「讓-自-己-過-得-爽」。要能吃能喝能玩，在工作上能推卸責任就推卸，人生海海，沒必要特別計較這幾天。

注意：無論妳有多健康，經前症候群都可能找上妳。

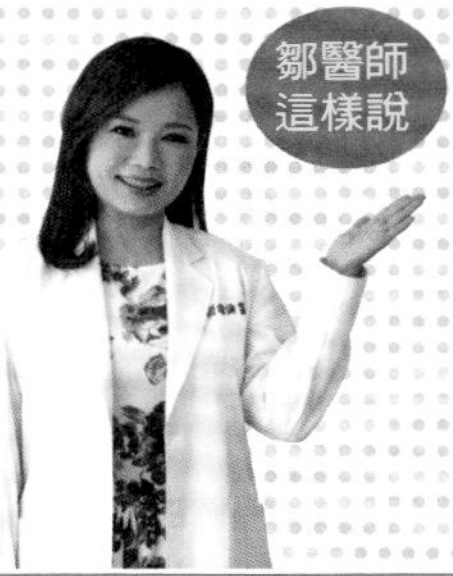

鄒醫師這樣說

靠正確的飲食補氣，
不要逞口腹之慾。

有一種病人是我很欣賞的。她不是為了青春痘、懷孕、肥胖或子宮卵巢病變等原因才調經，而是因為經前症候群困擾她，所以來找我。

這樣的女人是應該鼓掌的，因為她時時在意自己身體的狀況，尋求解決方式，不會默默忍受不舒服，是愛自己的表現。健康，是最應該找中醫調經的好理由。

讓人「經前爆」的經前症候群

只要是女人就一定體會過，月經快來的前幾天，簡直像是在地獄接受懲罰，不但容易精神差、心情差、坐立難安；而且即使臉部肌膚保養照做，卻還是氣色蠟黃、皮膚粗糙。

頭髮狂掉，看起來老十歲

經前症候群的症狀之一，就是狂掉髮。像我的病人Selena小姐，從事的是保險業務工作，有著一頭烏黑的長髮。原本她在月經前就會有掉髮現象，最近這幾個月她升官了，工作變得更忙碌，經前掉髮的情況也變得更嚴重，髮漩越來越空，非常擔心自己會變禿頭，所以來找我。

女人一旦壓力變大，立刻就會反應在荷爾蒙失調的問題上。所以女人一定要懂得紓壓，不然我也早就頭髮掉光光了。

除了壓力大之外，洗頭沒吹乾的壞習慣，也是造就狂掉髮的元兇，因為剛洗完頭時，頭皮細胞都是張開的，寒濕之氣隨時就會衝到身體裡，不但會頭痛，還會讓身體變虛寒，留不住髮絲。而且濕氣容易滋生細菌，使頭皮不健康，小心鬼剃頭上身。

如果已經有掉髮困擾的女人，這時期可以吃一點參鬚桂圓茶，既補氣又補血，身體有足夠的陽氣，就可以把外來的寒氣排出去，不要讓它阻滯輸送到頭皮的養分；而血液循環好，也會使頭髮生長比較健康。

有黃臉婆氣色的皮膚黑暗期

我有時見到熟識的女病人未化妝來看診時，真是嚇一大跳。因為平常在濃妝的掩蓋下，即使疲累，看起來還仍有些許的神采。但一旦缺少了化妝這層「防護罩」，before跟after的容貌實在是差太多了。如果是月經快來之前來看診，臉色蠟黃、暗沈的情況就會更嚴重。

肝鬱氣滯是上班族女性容易有黃臉婆氣色的原因之一。因為久坐辦公

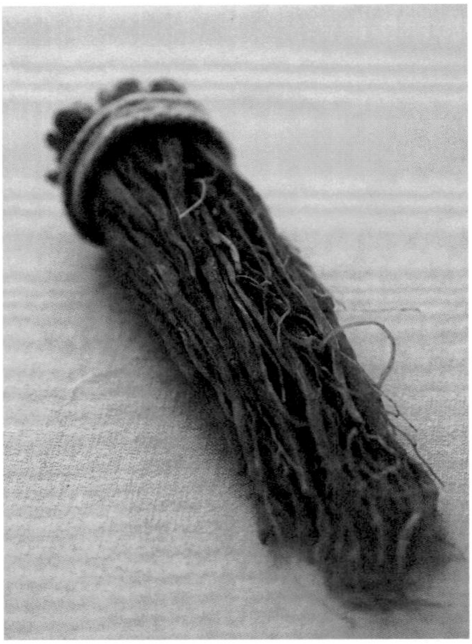

利用人參鬚加上桂圓泡茶飲用，既補氣又補血，能排除體內寒氣，防止掉髮。

室，再加上公司的冷氣空調會導致虛寒，工作壓力又大，如此日復一日年復一年混雜的折磨，當然會使女人的經前症候群更嚴重。

這時候可以好好吃四物湯，用來養血行氣活血；如果加上茯苓，更可以除體內濕氣，解除面色蠟黃的危機。但四物也不能亂吃，因為這是屬於溫補的藥方，可參考第七十九頁的說明。

臉皮比砂紙還要粗

經前症候群的另一種折磨，是皮膚會變得很差，不但毛孔變粗，還因為黃體素分泌上升、雌激素分泌下降，而導致皮脂分泌過於旺盛，年輕的女人會長痘痘，輕熟女以及熟女的臉色則會因為黑色素分泌旺盛，而使皮膚變得更黑。

我有病人為了對抗此時皮脂分泌旺盛的問題，每天都用很貴的專櫃洗面乳洗好幾次臉，結果皮膚反而變得很乾，一笑還出現細紋。

經前容易長痘痘，是「肝鬱化火」所致。因為經前身體的氣血都往下衝，肝臟代謝不良，積鬱凝結，就產生了火氣。有這種困擾的人，可以吃具有疏肝解鬱功效的加味逍遙散，也可以吃點苦瓜排骨湯或冬瓜排骨湯紓解肝火。

氣血循環不好造成熊貓眼

黑眼圈通常都是氣血循環不好所造成的，女性在月經來臨之前更容易出現。因為此時是體內氣血大動的時刻，但當氣和血很難調動時，就會瘀積在身體的某些部位，如果瘀積在眼睛下方，就是黑眼圈。

如果月經前的生活作息還不正常，又熬夜傷肝，讓肝火上升，那麼黑眼圈就會更嚴重。

平時可以多吃維生素A的食物，例如芝麻、花生、雞肝、豬肝，都能有效改善黑眼圈，當然生活規律也是很重要的。我也建議「黑輪俱樂部」的會員可以依照圖示，依序按壓承泣（眼球正下方，眼眶股凹陷處）、睛明（眼頭起點）、攢竹（眉頭起點的凹陷處）、魚腰（眉毛中點）、絲竹空（眉尾）、太陽（眉尾往後兩指處）等眼周穴道。

肝火旺，口臭也易嘴破

月經來臨前也容易口臭，或是嘴角破，這是因為肝火太旺，會把體內的水分燒乾，這樣等月經來時身體缺水，就更容易痛經。

建議可以每天吃一點退火的食物，例如綠豆、冬瓜。但也不要太極端每天都吃很多，否則反而會使身體變寒，痛經會更嚴重。

＊眼部減壓穴位＊

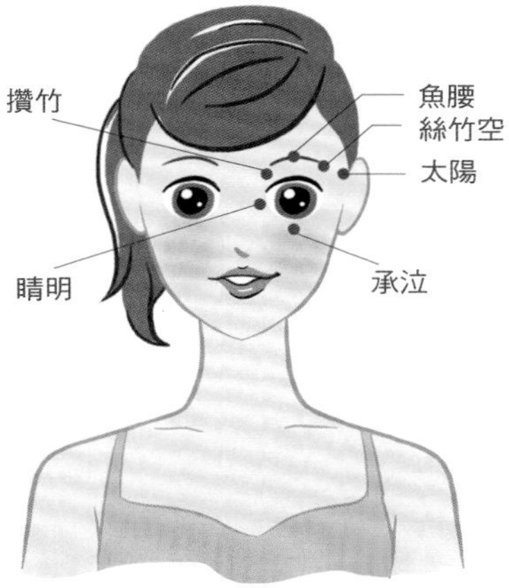

此外，攝取鹽分太多也會上火，讓口臭更嚴重，所以飲食要吃得清淡一點。

昏睡又憂鬱

此時如果沒有懷孕，因為全身血液都要下行推動子宮內膜剝落，但若脾腎兩虛而氣不足，推動不了，更需要集氣，如此會導致腦部出現缺血的狀態，令人昏昏欲睡，也會導致精神沉悶、憂鬱。

再從現代醫學的角度來看，月經來之前因為體內荷爾蒙改變，黃體素上升，讓神經處於緊繃狀態，所以心情不會太好。這時候不能吃那些刺激神經的東西，例如咖啡、茶、可樂等含有咖啡因的食物。可以選擇一些含有維生素B_6的食物，像是糙米、堅果、全麥麵包，能幫助雌激素代謝，緩解經前症候群。還有多吃一點含有優質蛋白質的食物，像是牛肉，也可以讓提高血清素，讓心情好一點。

溫補的食物也是不錯的選擇，例如核桃、豬、牛，雞肉、韭菜、木耳、酪梨、桂圓、芝麻等，像是吃「酪梨蝦壽司」就是此時想大快朵頤不錯的選擇。

解失眠煩燥良方

用甘麥大棗湯、逍遙散之類的處方加減，可以改善情緒及失眠頭痛的問題；如果因水分滯留造成體重增加、水腫明顯，可以用六味地黃丸加減，改善水分的代謝。

此外，玫瑰花茶也能疏肝解鬱，穩定情緒，可以請中醫師針對個人體質加減用藥，來改善症狀及調整體質。

減肥的撞牆期

月經來之前是非常恐怖的減肥撞牆期，就算一餐只吃兩口，像貓一樣的食量，體重還是一公斤也下不去，甚至還見鬼地倒胖回來。就算你用了超強的酵素或是纖維素，還有一堆市面上本來就問題很大的減肥藥，這段時間體重就是拼命跟妳作對。

一天胖三公斤就是這時候

這段時間就是所謂「喝水也會胖」的時期，還會虛胖浮腫，非常可怕。如果臟腑功能失調、氣血運行不暢，這種狀況就會更嚴重。這是因為「脾腎兩虛」，也就是體質虛弱、代謝慢所導致的手腳浮腫，主要的解決之道還是補血補氣，讓氣血順暢一點，這樣體內廢棄的水分就比較能排出去。

我覺得胡蘿蔔炒玉米就是很不錯的食療法，這也是台灣的古早料理。最好從市場上買來整根玉米，連玉米鬚都放下去炒，因為玉米鬚可以排水。至於胡蘿蔔，則是平性的食物，不但可以補血，還可以改善腎虛的狀況，對於因脾虛引起的消化不良與水腫也有療效，所以胡蘿蔔有「窮人的人蔘」之稱。

胡蘿蔔素在身體裡會轉化成維生素A，能補肝。所以吃了這道料理之後，等於肝腎脾都補到了，還能排水；而且以油炒的方式，身體對胡蘿蔔素的吸收更能提高兩到三倍。

另外，還可以按壓腿部的下列穴位，包括正面的血海（膝蓋骨內側邊緣往上三指處）、大筋（後膝窩往上三指，大腿前側處）、陰陵泉（小腿內側，脛骨內側下方的凹陷處）、復溜（內腳踝尖後方的凹陷處，往上約兩指處），以及背面的委中（膝蓋後方正中央的膝窩處）、承筋（委中與承山的連線上，小腿後方肌肉的最高點）、承山（伸直小腿並將足跟上提時，小腿肚下出現尖角的凹陷處）等。

＊消水腫穴位＊

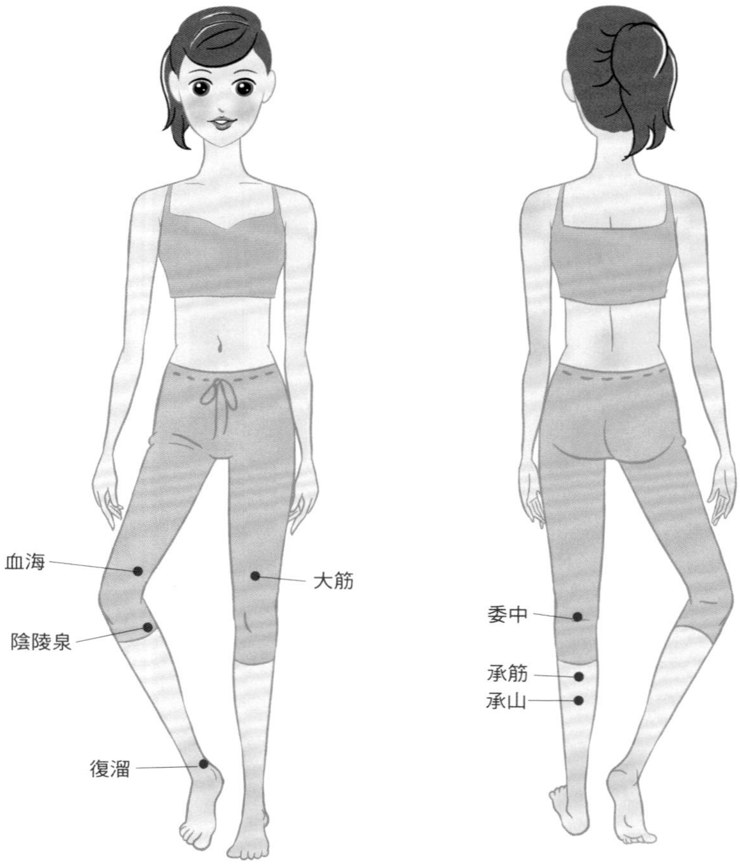

對澱粉會特別渴望

有人說，在月經來之前，身體五臟六腑都在活動，熱量消耗特別多，所以多吃一點沒關係。

我有個病人Sandy就是誤信這樣的「讒言」，在每一次月經來前都大吃特吃，結果才半年的時間，體重就從四十二飆到五十五公斤，還害她差點丟了網拍麻豆的工作。

雖然說月經前體重增加多半是水腫，但是吃進去的食物都是紮紮實實的熱量，囤積到了七千大卡，還是會長出非常紮實的一公斤肥肉。

而Sandy會變胖還有另一個原因。她說月經來之前心情都特別焦躁，有時也會憂鬱，怎麼樣都好不起來。有天她經過麵包店，只聞到奶油香氣就通體舒暢了，所以她開始吃麵包，而且每天都要去很貴的麵包店買麵包吃。

女生在月經來之前渴望澱粉，實在是因為經前症候群擾得女生心神不寧，特別是大腦中能帶給人快樂的血清素（5-羥色胺）和多巴胺會下降。

這時如果吃到麵包這種好消化、能快速分解、又高糖的澱粉類食物，就會使體內的血糖迅速升高，並促成快樂物質的形成，緩解焦慮或疼痛的感覺。

不過吃澱粉使血糖升高解憂不是辦法，因為胰島素會趕快來平衡血糖值，反而使血糖下降得更快，更容易憂鬱。

最好的方法還是多吃清淡的蔬果，少吃刺激性的食物，不要引起此時敏感的身體抗議，當身體比較舒服，心情也會好多了。如果貪食的情況嚴重，就要多吃含有維他命E的食物，像是紅豆和一些堅果，可能有助於減輕經前症候群的情緒焦慮、沮喪，都很有幫助。

對於美食，我也有無法克制的慾望，因為吃東西就是我紓壓最主要的方式啊！只是我在大快朵頤前，都先會針灸，這樣也不會有變胖的壓力。

如果不能來找我針灸，也可以自己在家裡一邊看韓劇一邊按壓下面這些穴位，像是：五里穴（手肘橫紋外側上方四指處）、氣海穴（肚臍正下兩指處）、大巨穴（肚臍下方三指處，再旁開三指處）、關元穴（肚臍下方四指處）、血海穴（膝蓋內側往上三指處）、梁丘穴（伸展腿部時，在膝蓋外側筋肉的凹陷處）、足三里穴（小腿外側，膝蓋骨下方四指處）等。

＊能抑制食慾的穴位＊

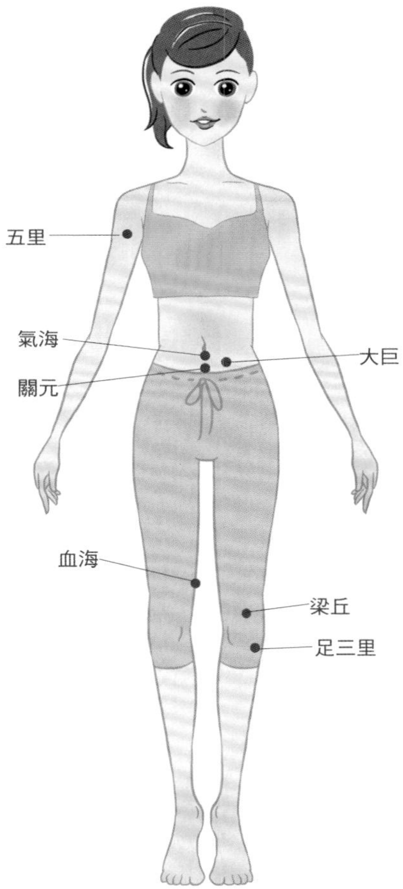

對自己好一點，不要讓身體太操

我最近有個長期針灸減肥的病人，告訴我她過兩天要去參加馬拉松比賽。

我知道這個病人平常出門即使是只有十分鐘的路程，也寧願坐計程車代步。什麼時候她變得如此熱愛運動了？

「因為參加的獎品是Hello Kitty T恤跟水壺啊！」她興奮的說。

「那個東西去Hello Kitty專賣店買，也沒有多少錢，幹嘛跑馬拉松？」

我很不以為然。

「鄒醫師，妳很俗耶，妳不知道參加馬拉松跑步是一種時尚嗎？」

唉！不管事實上還是為了贈品，我看了一下她病歷上月經日期的記錄，勸她打退堂鼓：「妳過兩天就是經前期了，還是不要做這麼激烈的運動吧？」

運動少一點，不要站蹲坐太久

像是跑馬拉松賽這種運動，在經期前最好要避免。簡單來說，此時妳的身心正面臨巨大的變化和考驗，妳怎麼忍心再加諸更多的身體壓力？

雖然運動可以幫助身體血液循環，可運動過多卻會太耗氧，對於氣血虛的人更容易造成傷害。我的良心建議是，在這一、兩天就放任自己好吃好睡，最多偶爾站起來動動筋骨伸伸懶腰，這樣就夠了。而且，較激烈的運動可能會引發易怒、焦慮、憂鬱和情緒不穩等症狀。

另外，因為這個時期血液循環不好，身體容易水腫，所以長時間維持站、蹲或坐的姿勢，會讓水腫症狀更加嚴重，甚至造成疼痛。更重要的是，要小心這種不良習慣會讓身體提早老化，老年後腰酸背痛的情況會加遽。

忙碌的人更要顧肝

女性每個月月經來潮時，身體的血液都會往下半身跑，結果需要血液的肝臟沒血了，該進來的養分進不來，該排出去的廢物出不去，就變成中醫說的肝氣鬱結，然後肝一不爽，就會造成頭痛、頭暈、乳房脹痛，而且人還會憂鬱易怒。如果再加上工作忙碌，長期熬夜傷肝，熟齡之後臟腑其實已不那麼青春，會難以承受，經前症候群就越來越嚴重。

所以像志玲姐姐這樣工作滿檔的大美女就很需要定期找中醫調理肝氣，養血清熱健脾。因為人一旦忙碌，肝臟就難以負荷，會爆肝，而女人雖不像男人那麼容易爆肝，可是絕對會直接反映在經前症候群上，但是這時期疏肝理氣，好好清血熱；再健脾給它一點營養，讓它舒服，就不會和經血下注的下半身鬧得這麼不愉快了。

在飲食上，像是菊花、枸杞、薄荷等，有助於疏肝氣；而肝火較旺的人，則可多吃些蘿蔔、芹菜、柑橘等。

延緩衰老，推遲更年期

有一天我在電視上看見一位人妻藝人說起自己和女兒吵嘴時，她的女兒嗆她說：「媽妳要小心一點，我現在可是青春期。」

結果那位人妻藝人也不干示弱地回她說：「妳才要給我小心一點，老娘現在快要更年期了！」

不論青春期和更年期的戰爭誰會勝出，至少我認為女性更年期是不容小覷的，因為這裡不僅隱藏了女性內心的空虛失落，還隱藏了種種身體上的疼痛，包括頭痛、腰痛、身體腫痛，而且血壓也會慢慢變高，然後情緒會憂鬱或躁鬱。

女人不要小看更年期的問題，當身體的內分泌進行重大變化，身心靈都會嚴重受影響。

一般女性更年期大約在五十歲之後，但我想這應該是十多年前的平均數字，現在的話，四十歲左右就要注意了。所以大約三十五歲之後，就應開始嚴密注意自己的身體，最好定期找中醫調經，診斷一下身體的變化。

我覺得這是一個什麼事情都變得古怪的時代，大家還是一樣好好活著，得癌症的人卻越來越多；一樣吃吃喝喝，就是不會吃到正常的食物；一樣努力工作，爆肝機率卻攀升，連更年期也越來越提早。我也曾有病人三十歲就進入更年期了，因為減肥過度加上家庭與工作兩頭燒、菸酒過度，使得她早早被女性荷爾蒙拋棄。但幸好經過飲食以及生活習慣改變（戒菸酒、換工作、拋棄老公），再加上我妙手回春的醫術調養，逐漸恢復健康，總算有救回來。

女人想要更年期之後還想過馬照跑舞照跳的日子，在還沒進入更年期的經前補氣二期就要特別注意補氣，不能讓身體虛掉。像是疲乏無力、精神不振、免疫力低容易感冒等，就都是氣虛的典型症狀。建議可以吃些人參、黃耆和鹿茸（註：鹿茸是鹿還沒有鈣化的角喔～）；如果要食補，馬鈴薯和山藥都是不錯的選擇。

當然補氣還要靠生活習慣調養，像我就很重視「補氣」這事情，平常維持心情平和，不動氣就不洩氣，洩氣的話就要趕緊補氣。如果女人可以做到以上幾個重點，以後更年期就可以過得非常舒服優雅了。

更年期什麼時候會來？每個女人都很擔心，尤其這是個追求美魔女的時代，如果早早就進入更年期，那等於就是宣告自己老了，有哪個女人能接受？如果不想太早告別青春，女人就要用心對待自己的身體。

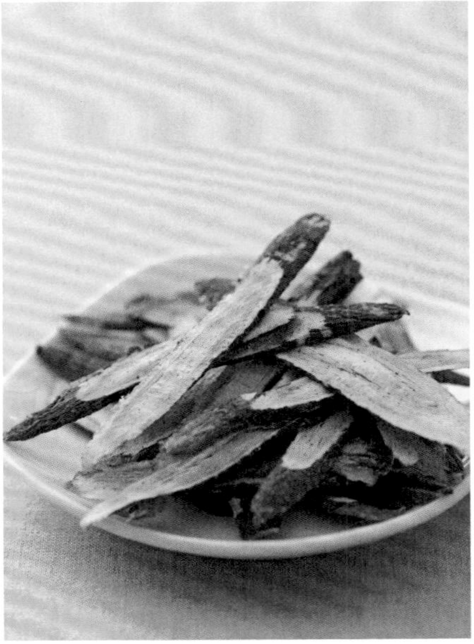

氣虛型的輕熟女，在更年期未來臨前的經前補氣二期時，可以藉由在中醫裡有「補氣之王」之稱的黃耆，來改善症狀。

適時補充雌激素，回春也兼慢老

年輕的女人都會覺得月經是件很麻煩的事。但其實有月經最大的好處，就是表示雌激素分泌很足夠，可以讓白帶正常分泌，讓陰道濕潤，嘿咻的過程流暢愉悅。

通常停經之後的女性，會開始有心血管疾病，骨質疏鬆所帶來的症狀也更為明顯，例如容易骨折（其實現代女性三十過後都開始骨質疏鬆了，只是年紀更大之後症狀更明顯）。而最令女人不爽的，是陰道變乾、彈性變弱，還有皮膚粗糙、皺紋數量攀升等問題。

所以適時補充雌激素是很重要的，像是豆漿和黃豆料理都是很推薦的食物。我也有病人吃很貴的雌激素保健食品，真的不誇張，她看起來最多六十歲，可實際上已經接近八十歲了。所以我說因雌激素產生的月經，雖然帶給女人為生育不得不承受的哀愁，卻也帶給女人美麗。

第三章

與小紅有關的惱人常見病

月經能讓女人按月好好檢視自己的健康情況。像是從月經的顏色，就可以略知健康情形一二。例如，如果月經顏色太黑，就可能是內分泌失調，或是婦科發炎。也有可能和甲狀腺異常有關，而比較明顯的疾病就是子宮內膜粘連，下腹會劇痛。如果放著不管，以後就算順利受孕，也難以著床，導致不孕，或是早產、流產。

如果月經的顏色淡，質地又很稀，通常就很容易頭暈、四肢無力。二十多歲的未婚女性看起來像黃臉婆，十之八九都是這樣的月經，因為氣血兩虛，需要從藥補、食補好好調理。

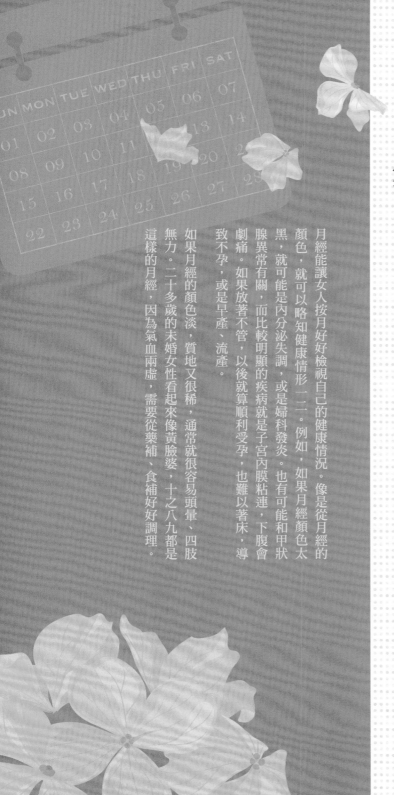

子宮息肉是子宮內的違章建築

我常常第一時間要當病人的心理治療師，因為她們對於身體的變化都會胡思亂想。例如說，有人走進診間就面露愁容地對我說：「醫生，我可能得癌症了……」

噢……通常這樣說的都不會是癌症。

「因為我做愛之後會點狀出血，而且白帶也有血，怎麼辦？我活不久了嗎？」

放心，妳會活滿久的，因為這是子宮息肉，不是什麼癌症。

子宮息肉就是子宮內膜增生，生得太多，就積成一堆肉，成為子宮裡的違章建築，有時候還會延伸到子宮頸附近，造成性愛時有點小出血。為什麼會有子宮息肉的問題呢？就是因為內分泌失調，雌激素太旺盛，不斷刺激子宮增生內膜。有些人是因為體質，有些人是因為飲食習慣，例如含雌激素的食物或食品吃太多了，像是把豆漿當開水喝，就很容易造成子宮息肉發生。

有子宮息肉的人，首先要避開含雌激素的食物，例如植物的種子（如：黃豆、杏仁、花生、核桃、芝麻、青豆等），以及芹菜、山藥、木瓜。海鮮部分則要避開牡蠣和蛤蠣。

子宮息肉是可以切除的，可是切除之後還是有可能再長出來，因為妳身體的環境沒有改變，同樣的問題就會一再發生，所以我建議還是由中醫好好調養體質比較能治本。摘除子宮息肉之後，我們會給予病患補脾益氣、養血生血的藥物，例如人參、黨參、黃耆、山藥、白朮、阿膠、熟地或白芍等。

子宮息肉算是一種慢性發炎，原則上不會惡化，只會影響性生活。但是臨床上癌變的機率也有〇．二％至〇．四％，特別是更年期的女人更要特別注意。

女性荷爾蒙分泌過旺的子宮肌瘤

我有一些病患來找我時，面色凝重，經過好一番內心糾結之後才慎重地說出：「醫師，我被檢查出來有子宮肌瘤，該怎麼辦？」。「瘤」這個字對她實在壓力太大了，因為那會讓人聯想到腫瘤、良性腫瘤、惡性腫瘤，再想下去，真是不堪設想。

這時我通常會開玩笑地安慰她們：「沒有關係，那證明妳和很多女人是一樣的。」因為根據統計，生育年齡的女性，有高達二分之一都有子宮肌瘤，其中有些是小結節，經過一段時間之後就自行消失，而其中有些小肌瘤，經過中醫調理之後也能解決。至於大肌瘤，有些人會透過西醫手術方式摘除，但不能保證一勞永逸，因為子宮肌瘤還是會長出來。我就遇過病人摘除過兩次子宮肌瘤之後，經過一段時間再檢查，還是長出來。

子宮當中的小結節也可能會發展為較大肌瘤，通常在三十歲到四十歲之間特別顯明。而最常見的子宮肌瘤症狀，就是月經來得多，而且有痛經症狀，還因此而導致嚴重貧血；而因為子宮裡有個障礙物，所以有些人性交時會疼痛，影響兩性關係；如果子宮肌瘤太大，也會壓迫到膀胱，造成頻尿或排尿困難。這些都是子宮肌瘤典型的症狀。

如果有子宮肌瘤問題，下腹部在經前補氣二期就會開始痛，因為子宮內壁要開始變鬆軟了，結果幾個瘤在那邊不從，就會疼痛。

雖然子宮肌瘤和不孕並沒有絕對關聯，但須注意子宮肌瘤太大，可能造成懷孕過程中，對受精卵造成壓迫，甚至造成反覆流產；或是生產時大出血，因此還是要好好處理才行。

在中醫認為，有三種人是屬於子宮肌瘤好發的體質。

第一種，就是性格急躁的氣滯血瘀體質。我有個病人，是名品店的公關經理，她來看病時，常常沒辦法耐心地聽我解釋，就急著插話，而且還會設想自己的病況很糟，結果一口氣就上不來也下不去，這樣容易造成氣滯；而當她專注一件事情時，又長時間無法放鬆身體，就造成血瘀。我從臨床病人當中發現，許多事業雄踞一方的女強人，都屬於這種體質。

這類型的女性，平常可以多吃一點白蘿蔔、大蒜、生薑、韭菜、洋蔥、核桃仁、紅葡萄酒，也可以喝玫瑰花茶以及茉莉花茶飲。平常泡澡時加入一些柑橘精油，有助於行氣活血。

第二種，就是血路不通的氣虛血瘀體質。人體的血路就是人的生路，這條生路要能活絡，身體才會好。而要活絡這條生路，一定要有很強的動力，這個動力就是人體的氣，它是血液循環的推進力，如果這個氣很虛，推動不了血路，就會造成血瘀，而血瘀就會使人體長出不該長的東西來。

這種體質的病患，通常需要補氣，但也需要排氣、排除血瘀。也就是說，一方面要以氣打通血路，一方面也要為血路打通前方的障礙物。

氣虛的人不能吃香菜、薄荷、胡椒、紫蘇、生蘿蔔、柑橘類食物，也要

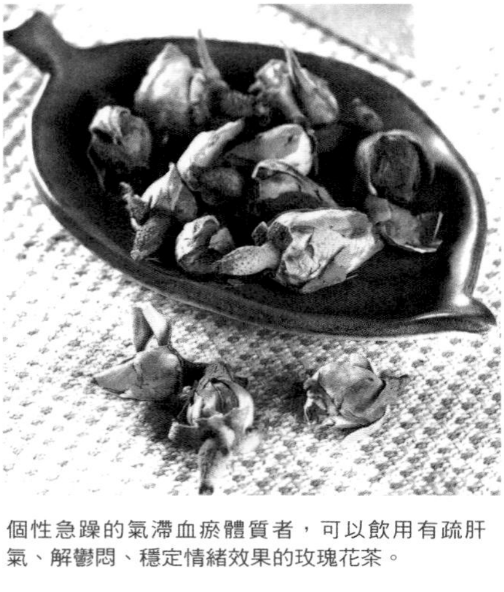

個性急躁的氣滯血瘀體質者，可以飲用有疏肝氣、解鬱悶、穩定情緒效果的玫瑰花茶。

少喝菊花茶和茶葉。一般蔬菜多屬寒涼性，所以加點蒜片或薑片和青蔥下去炒，比較能平衡；或者是和一些紅肉一起煮，吃了才會改善身體的寒性，避免氣虛。

第三種，就是經脈不通、痰瘀互結的體質。有些女人看起來很健康，還有點福泰，她的氣還足，血路也很流暢，應該是健康的人，但壞就壞在她的身體不好的廢棄物排不出去，擋在血路中途，造成血液瘀滯，長出腫瘤。

通常具有這種體質的人，她的白帶較多，脈較沉滑，舌苔看起來也較白。中醫調養的方式主要就是化痰活血。另外，也可以吃一點香菇雞湯，因為香菇具有化瘀功能，而雞肉可以補氣，幫助氣血流通。

亂補反而會養大子宮肌瘤

子宮肌瘤發生的主要原因，是女性荷爾蒙分泌太旺盛，簡單來說，就是身體太補了，結果補到身體還能長出一個肌瘤來。所以有子宮肌瘤體質的病人，千萬不能隨意亂補，像是喝四物湯或人參雞湯，也要避免吃刺激雌激素的食物，否則反而會把肌瘤養得更大。唯一可以補的是補血，例如吃豬肝、雞肝、菠菜、葡萄乾等。

此外，肌瘤若是在三公分以下是沒有大礙的，若還是有疑慮，又想藉由食療方式調養身體，那麼富含鐵質又可使氣色紅潤的紅棗是很適合的。單喝紅棗水，不用吃果肉亦可。

經期過長，是子宮頸癌的警訊

流傳在民間的耳語說，婚前女性要預防乳癌，而婚後女性要預防子宮頸癌。就西醫的角度來說，這是因為子宮頸癌和性行為的接觸有一定的關係。近十多年來由於社會風氣開放，女性開始性生活的年齡降低，所以子宮頸癌也有下降的趨勢。如果是非月經期的出血，也不是性行為之後的出血，你就要提高警覺了。

通常女人對於出血這件事情很難分清楚，只要出血就一律當成是月經，而且通常出血會伴隨著正常月經流出體內，所以不容易察覺因婦科疾病而出血的問題。一般月經出血量約在三十毫升至八十毫升之間，時間約三到七天，如果量太多，就要特別注意。

除了經期過長以及不正常出血的情況外，子宮頸癌也會有以下徵兆。

❶ 異常的分泌物：平時女人內褲裡就有一些分泌物，一般人也不以為意，最多加個飄香的護墊除臭，並防止在內褲內色素沉澱就好。但如果發現分泌物過多、有臭味，甚至夾帶雜血絲時，就要找醫師了。

❷ 下腹疼痛或局部疼痛：不管是子宮頸癌、子宮內膜癌還是卵巢癌，都會有下腹疼痛的症狀。如果性交時還有觸痛的感覺，就要注意是否有陰道癌。

❸ 頻尿：因為子宮頸癌而造成膀胱或直腸受壓迫，會有頻尿的現象。

❹ 其他症狀：

◆身體局部有腫塊、潰瘍或糜爛的現象。

◆如果身體某個部位長久的搔癢，也要特別注意。

◆很少女人會特地去看自己的陰部，不過女人還是要多了解自己的身體變化，好好地愛自己，如果陰部皮膚變色，也要注意。

◆少尿、無尿、尿毒、尿血、便血症，或是發生陰道瘻管，產生大、小便失禁等，這些都可能是子宮頸癌的症狀，是因為癌細胞侵犯到膀胱或直腸所致。

每月見紅兩次，當心子宮內膜異常增生

Sammi是我的好朋友兼病人，她是一家中小企業的老闆娘，也是兩個高中帥男生的的媽媽，已經五十五歲，可是看起來還像三十多歲一樣，是個美魔女。

當我再次見到她時，她瘦了一大圈，對我說她最近「又來了」。停經之

後竟然還有月經？那可不得了。她還調侃說她不想效法林青霞這麼高齡還當媽。

後來檢查發現，原來是子宮內膜異常增生，合併細胞異常病變，導致出血，而不是月經。天有不測風雲，幸好她樂觀接受，反正好命地活了近一甲子，也夠本了。

子宮內膜異常增生其實比較容易發生在沒有懷孕過的女人身上，因為子宮內膜就是為了孕育新生命而生的，如果一直沒有等到新生命到來，子宮內膜就會任性地發展；再加上月經刺激，以及現代人高膽固醇的肉食飲食習慣，就很容易刺激荷爾蒙，不斷地釋放子宮增生內膜的訊息，但實際上又沒有孕育卵子的必要，就會造成這一類型的疾病。

要避免子宮內膜增生的疾病，就要少吃高脂肪的紅肉，例如豬肉、牛肉、紅魚等食物，避免太過刺激荷爾蒙。如果女人高齡又不打算懷孕，那更要特別注意避免食用富含女性荷爾蒙的食物，要多吃蔬果類高纖食物。如果一個月月經來兩次以上，或是出血持續超過一周，就要去看醫生。

乳腺增生，經前會加重乳痛，臉上長斑

有些女人經前症候群的重頭戲是乳房痛，還以為是咪咪仍在長大，但其實要注意乳腺增生的問題，它是女性最常見的乳房疾病，而且發病年齡也有下修的趨勢。

其實，七十%至八十%的女人都有不同程度的乳腺增生，但較常見於二十五到四十五歲的女人。最明顯的症狀，是月經來之前胸部會疼痛。

乳腺增生不但會使經期大亂，而且臉上容易長斑，除斑保養品怎麼抹，它就是會再長出來。

乳腺增生的人，一開始胸會有點脹痛，按壓胸部外上方以及中上方會特別痛，而且月經來之前更痛，直到月經結束後才會減退。疼痛主要是因為乳腺組織與乳腺管系統增生，殘留鈉，有水腫現象，而引起局部疼痛。

一般女人來月經之後，在每個週期，乳房的腺泡、腺管和纖維組織都會有所增生和復原，這也就是為什麼，如果好好調理月經週期，其實每一個女

生每個月都有機會讓胸部變大。可是如果雌激素分泌太多而黃體素分泌太少，這個增生和復原的平衡就會被打破，增厚乳葉和結節性顆粒。我們醫生建議母親盡量自己哺育嬰兒，這也是其中一個理由。

乳房會痛還好，要是不痛，而是硬塊，就有機會演變成為乳癌，不能輕忽。

此外，當女性懷孕時，乳房就會開始為將來的哺乳改變狀態，不但會變大，而且乳暈的顏色也會比較深，如果強行停止懷孕，這個訊息嚴重干擾到乳房生態，就可能有乳腺增生的問題。所以事前人工避孕，是對女人最好的方式。

子宮內膜異位是痛經與不孕的根源

子宮內膜異位症顧名思義是子宮內膜異位到子宮腔以外的部位，諸如卵巢、子宮肌肉層、子宮骶骨韌帶、子宮直腸凹陷窩，甚至更遠處如鼻咽喉之類的部位，但主要異位處仍以骨盆腔為主。老一輩的人都勸說年輕女人少穿緊身牛仔褲，容易不孕，就是擔心子宮內膜異位可能會影響生育。

不孕的婦女有近四分之一至三分之一是因為子宮內膜異位症所致，主要是因為嚴重的骨盆腔粘連，導致排出的卵子無法順利進入輸卵管內，進而受孕；或是因為黃體素功能不足，而導致女人不能順利排卵；或是子宮內膜異位會排出一些物質，使精子難以到達卵子，更難以受精。如果出現在卵巢的子宮內膜異位，就是子宮內膜瘤，裡面含有棕色的液體所以稱「巧克力腫囊」，會影響懷孕。

但有人認為，子宮內膜異位會因為懷孕而治癒，是因為子宮內膜會自己萎縮，有臨床案例證實也確實如此。

患有子宮內膜異位症的女性，很多都有腎虛體質，腎虛則免疫功能較差，從西醫的角度看，就是白血球與淋巴細胞難以完全吞噬那些逆流的子宮內膜組織碎片，因而瘀積成病灶。

注意要少吃冰冷以及寒性食物，例如夏天女生都愛吃的生菜沙拉和仙草冰，都是大忌。但也別躁進特意吃熱性補品，因為腎虛的人也可能是濕熱體質，補錯了反而適得其反，所以還是必須由專業醫師診治建議飲食方式。此外，保護腎臟也要小心不濫用藥物，而且要有適度的運動習慣。

內分泌失調會導致月經濕疹

台灣屬於亞熱帶國家，天氣非常潮濕悶熱，容易滋生細菌，而當月經來潮時，身體特別濕熱，很容易在外陰黏膜長濕疹，搔癢難耐，而在月經結束後這些症狀又消失了。所以現在女性陰部清洗藥劑很盛行，都告訴妳外陰部要特別清洗，保持乾爽細菌不孳生。

不過使用洗劑時要特別注意，陰道在正常情形下是弱酸性的，還有像乳酸菌等六種細菌保護，所以如果洗劑的ＰＨ值和陰道不和，會改變陰道的ＰＨ值，一改變，那些保護陰道的細菌就死掉，反而更容易滋生細菌，導致月經濕疹更嚴重。

此外，月經濕疹跟內分泌失調也有關係。通常會產生這種症狀的人是屬濕熱體質，因為氣滯血瘀，身體又濕又熱，細菌就容易孳生。有這種症狀的女性通常經期都不正常，也比較容易有子宮沾黏或輸卵管阻塞的問題，月經來時血塊也很大，所以一般來說，經期調理好了，月經濕疹也會消失。

有月經濕疹問題的人，可以吃清濕除熱的食物，例如用冬瓜煮粥，喝菊花茶和山楂茶，也可以按壓血海穴（用掌心蓋住膝蓋骨，右掌按左膝，左掌按右膝，五指自然張開，大拇指端下面即為穴位）。

＊月經濕疹可按壓穴位＊

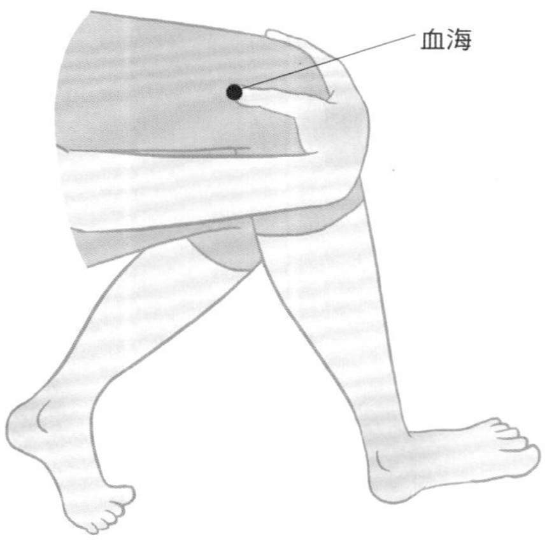

第四章

月來會月順的18道小紅調理食譜

食療是由內而外調養身體的絕佳方式。女人只要順應生理週期的變化，吃對食物，不但對健康有益，連皮膚、氣色都會變好，功效遠勝過擦數十瓶保養品。

像是在「由陽轉陰」的小紅期，可以喝點像是黑糖桂圓生薑茶等以溫經補血。而在「由陰轉陽」的排卵期，則要多補充女性荷爾蒙。

在經後補血期，如蘋果、葡萄、櫻桃、菠菜等都是不錯的補血補鐵食物。至於經前補氣期，則以平補為主，可以多吃如瘦肉、魚類、大豆等富含蛋白質的食物。

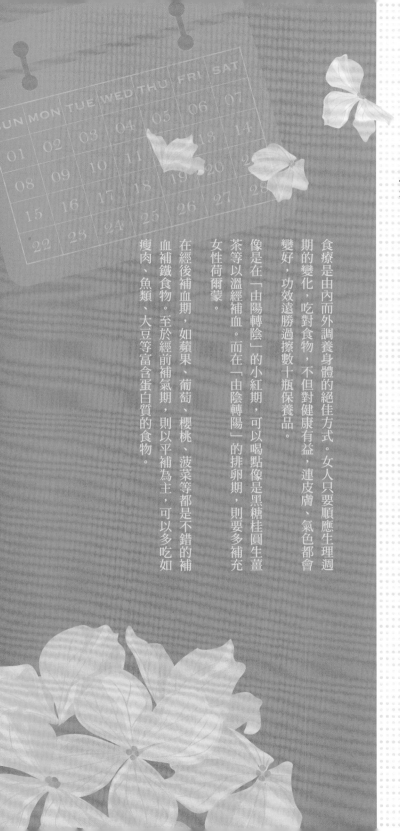

小紅期 壹

參耆烏骨雞湯

烏骨雞是女人滋陰養腎的聖品，
無論任何時期吃都很適合。
而針對小紅最需要的補血活血藥材，
也都融入這道料理當中，
所以這道雞湯可以說是女人的小紅期大補湯。

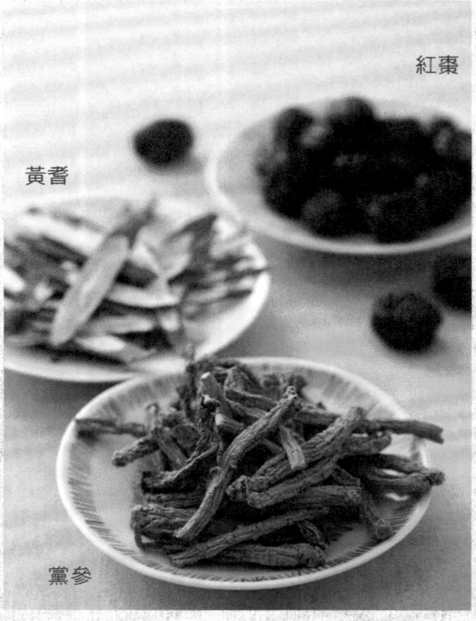

〔材料〕

- 烏骨雞 1隻
- 豬瘦肉 100克
- 黃耆 25克
- 黨參 25克
- 紅棗（去核）8顆
- 生薑 2片

〔做法〕

1. 請攤販先清除烏骨雞的內臟後切塊；豬瘦肉洗淨，一起放入沸水中氽燙後撈起，放入冷開水中備用。
2. 把做法 1 的食材和其他食材一起放入電鍋中，加入水蓋過所有食材，外鍋加入兩杯水，按下電鍋開關，待開關跳起即可。稍做調味食用（不調味亦可）。

〔功效〕

能滋陰補血、活血，滋養皮膚以及毛髮細胞，讓女人看起來容光煥發，頭髮秀麗。

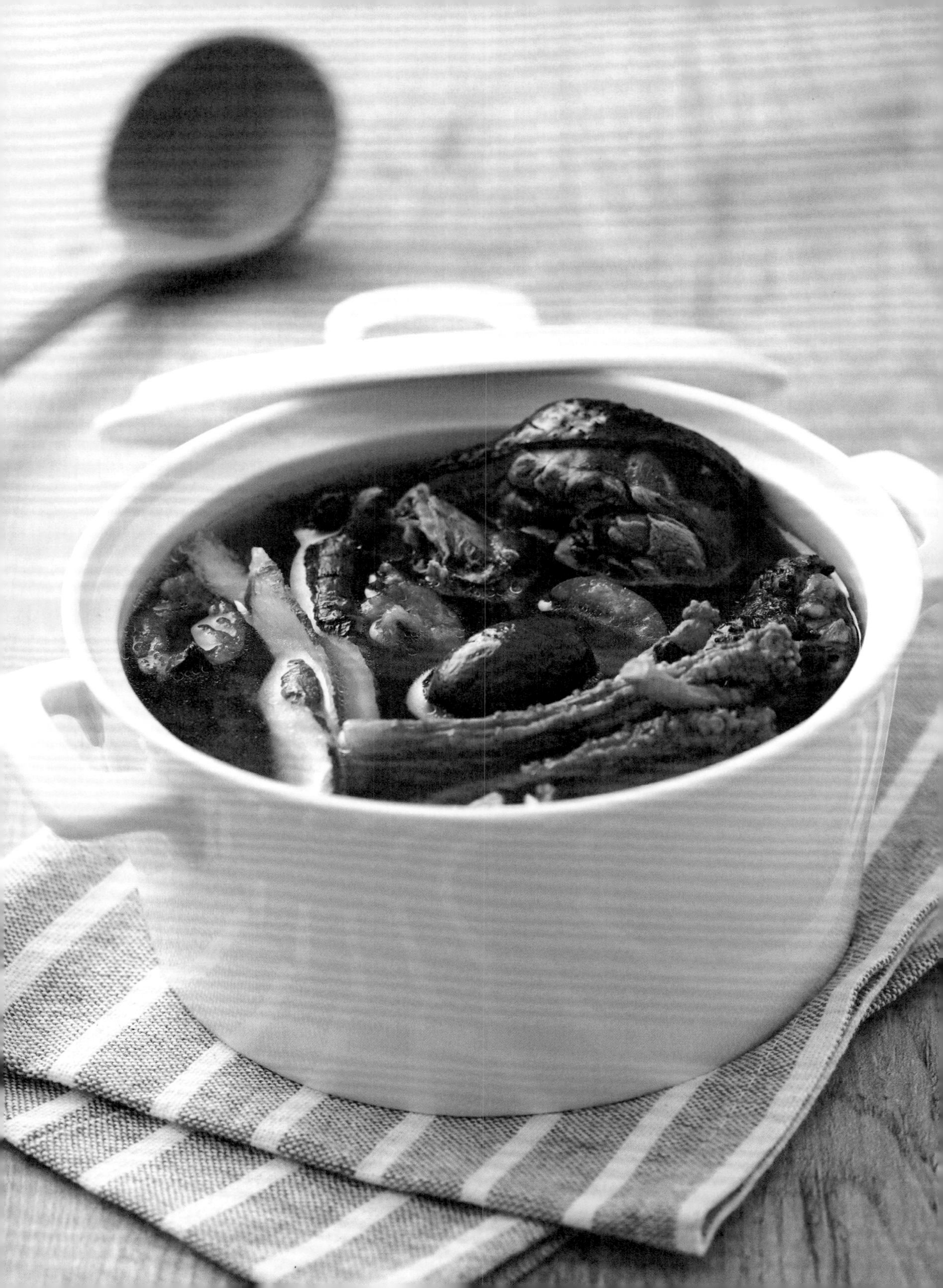

小紅期 壹

山楂紅糖地瓜湯

小紅期最重要的任務，就是要將身體裡的廢棄物，藉由經血排除乾淨。同時，也要確保消化功能正常，能吸收營養。這是女人每個月最耗損身體養分的時期，所以一定要好好保養。

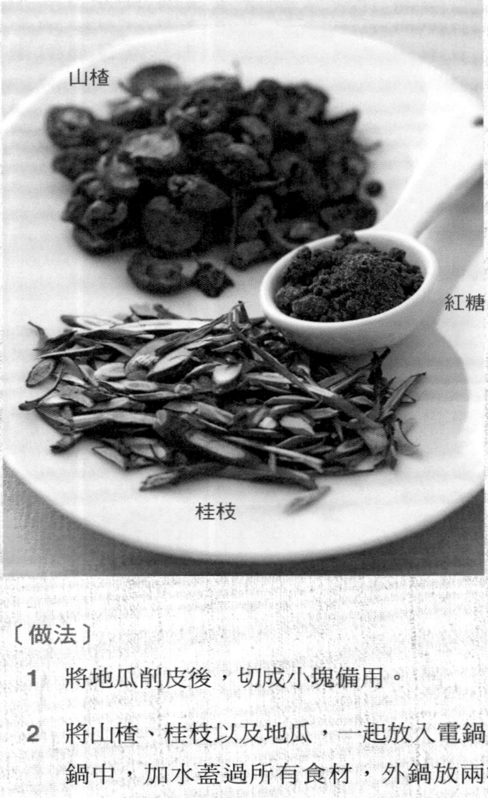

〔材料〕

- 山楂 10克
- 桂枝 3克
- 紅糖 25克
- 地瓜 1條

〔做法〕

1. 將地瓜削皮後，切成小塊備用。
2. 將山楂、桂枝以及地瓜，一起放入電鍋內鍋中，加水蓋過所有食材，外鍋放兩杯水，按下電鍋開關。
3. 待電鍋開關跳起後，加入紅糖，攪拌均勻即可。

〔功效〕

山楂能健胃開脾，地瓜能幫助消化。紅糖自古以來都是促使身體排除廢棄物的好幫手。

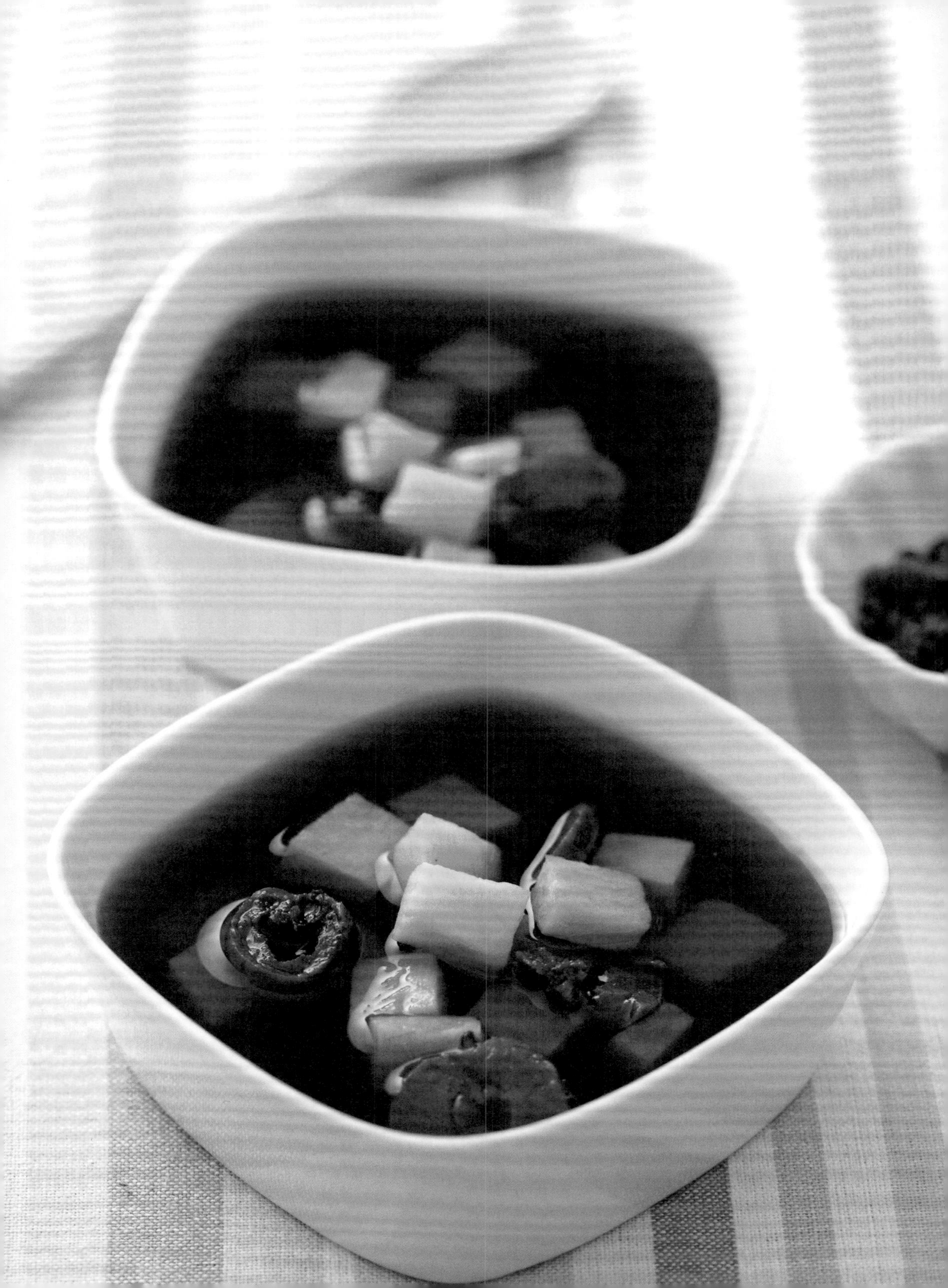

小紅期 壹

紅莧菜炒雞蛋

小紅期要補血，但也別找藉口大吃大喝，最後補不到血，都補到肥肉去了。補血其實很簡單，像紅莧菜含有非常豐富的鐵質，就能補血；再加兩顆雞蛋，營養滿分，熱量很低，補得巧妙，這才是小紅期補血的王道。

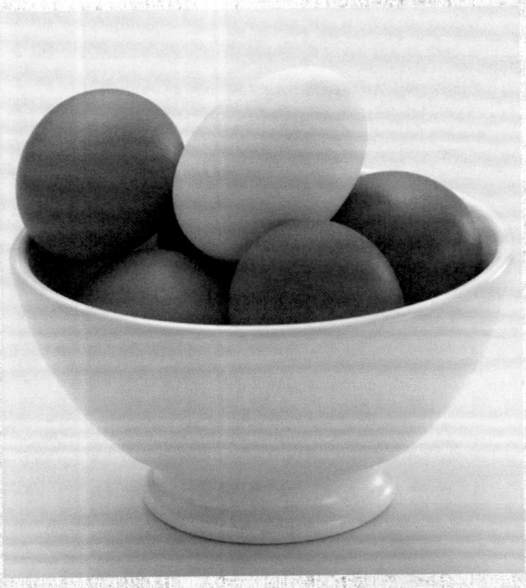

〔材料〕

- 紅莧菜　300克
- 雞蛋　2顆
- 橄欖油　1大匙

〔做法〕

1. 紅莧菜切成小段；雞蛋打成蛋液。
2. 將平底鍋熱鍋後加入橄欖油。
3. 油熱後放入紅莧菜，炒至香氣散發，再從鍋邊滑入蛋液，一起拌炒至紅莧菜軟化。
4. 加入少許鹽巴和香油調味，再拌炒一下即可。

〔功效〕

這道菜餚既補血又不燥，還能把皮膚保養得又嫩又紅潤。

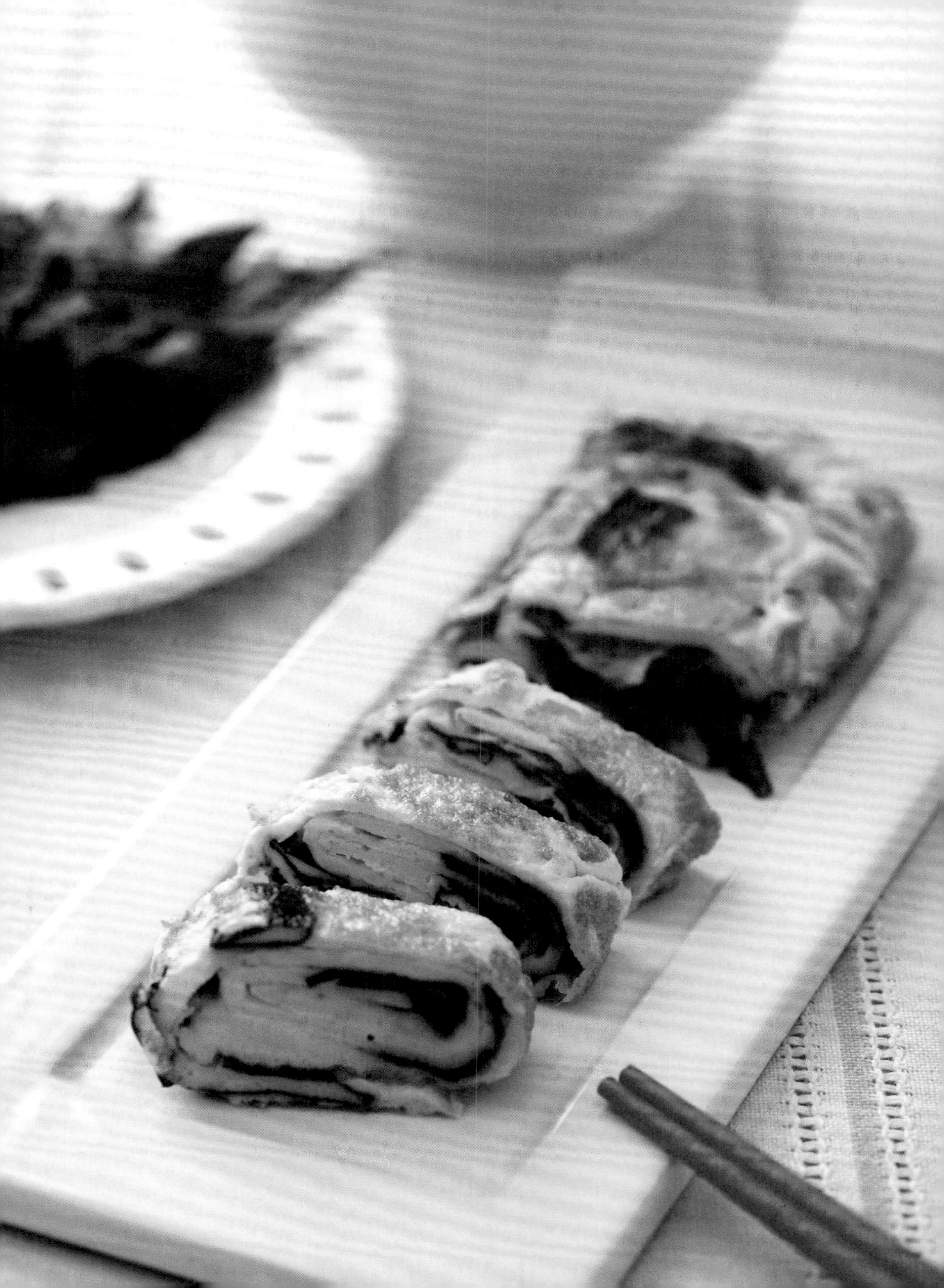

經後補血一期 貳

鮮蝦蘆筍麵

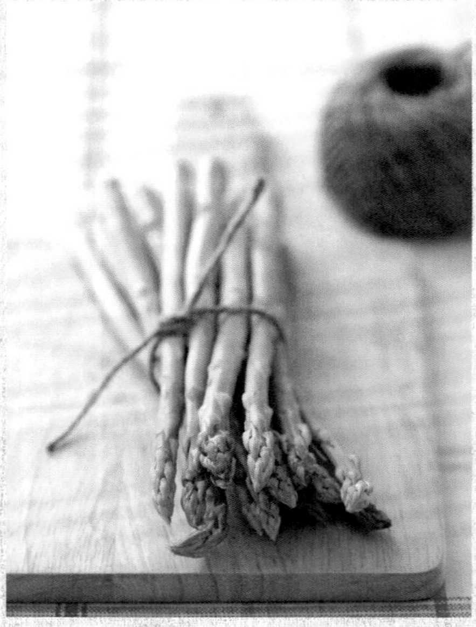

滋補養陰首推性涼味甘的食材，
並搭配具有補氣效果的肉類食物。
我推薦自己特別愛的一道美味料理，
那就是鮮蝦蘆筍麵，
滋味清甜爽口不油膩，
而且自己在家做也很簡單。

〔材料〕

- 新鮮蘆筍 6根
- 草蝦或白蝦 6條
- 生薑切絲 1小碟
- 蒜切末 1小碟
- 白麵條 1份

〔做法〕

1 將少許油放入平底鍋中，開小火，加入蒜末爆香，再放入薑絲。

2 放入鮮蝦，爆出蝦子的香氣和汁液，至蝦子變色後取出，以免蝦肉炒太老。

3 在鍋中加入兩碗水煮成湯。

4 另準備一鍋湯，放入蘆筍汆燙後撈出，再放入白麵條煮熟後撈出，過冷開水。

5 將蝦子、白麵條和蘆筍，一起放入做法 3 的鍋中，續煮至滾，並加入少許鹽調味即可。

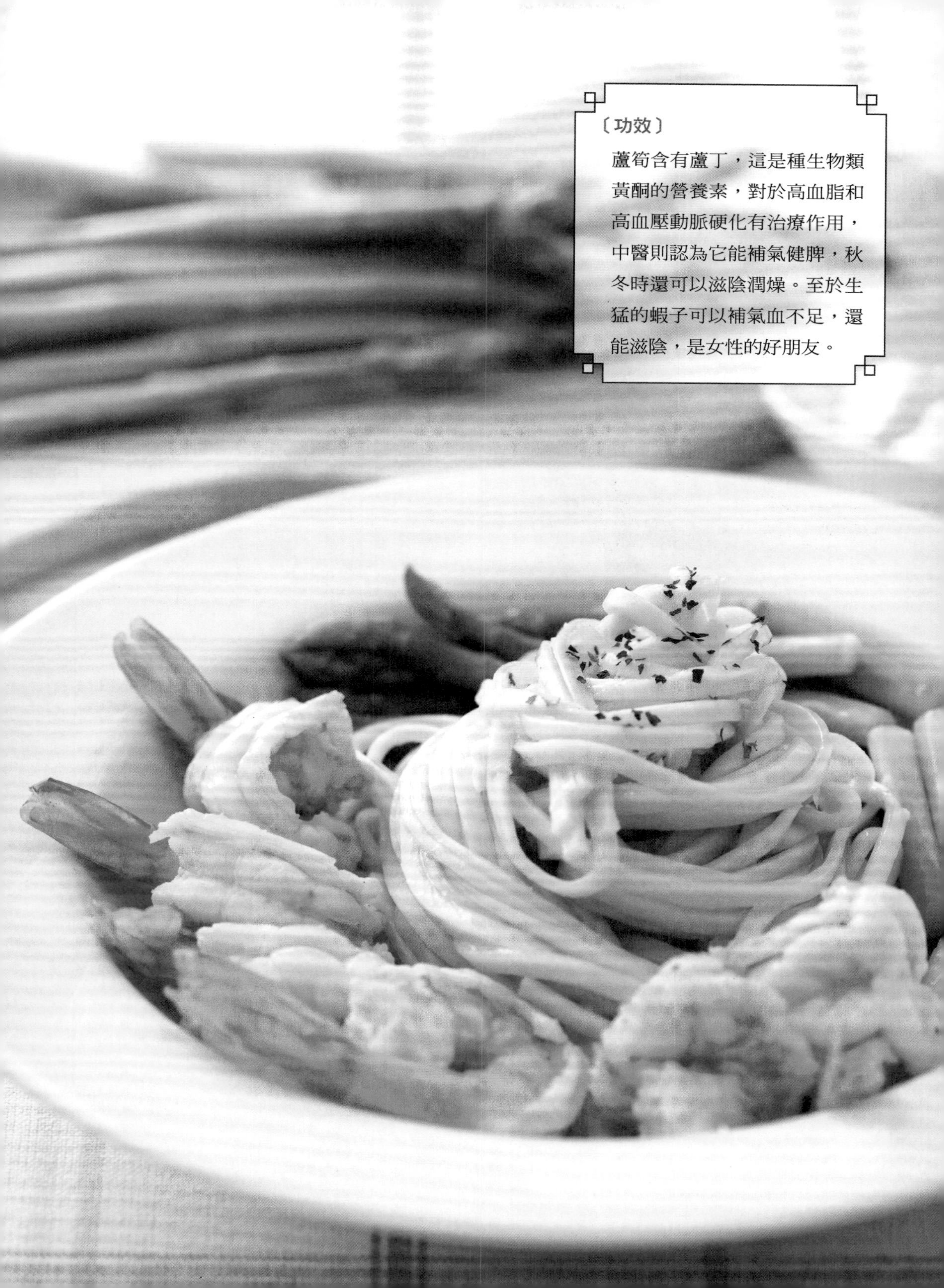

〔功效〕

蘆筍含有蘆丁，這是種生物類黃酮的營養素，對於高血脂和高血壓動脈硬化有治療作用，中醫則認為它能補氣健脾，秋冬時還可以滋陰潤燥。至於生猛的蝦子可以補氣血不足，還能滋陰，是女性的好朋友。

經後補血一期 貳

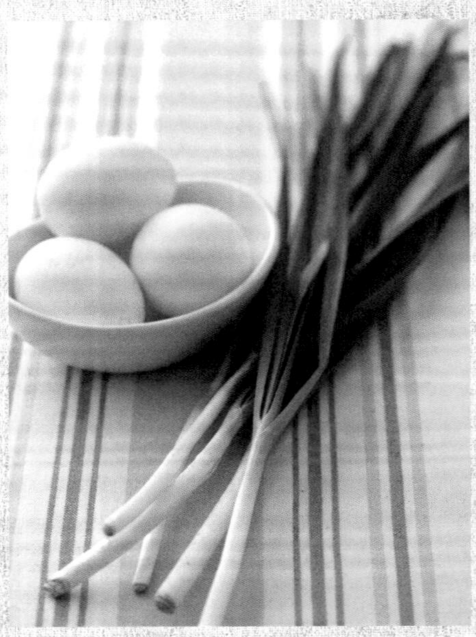

韭菜炒雞蛋

女人胸部要大，就要滋陰，把腎養好，
才能把女性特徵充分展現出來。
然後還要補肝但不傷肝，
因為肝不好胸部就會變小。
想要減肥不瘦胸，就靠這道料理，
不超過兩百大卡的熱量，既可補得好又補得巧。

〔材料〕

- 韭菜　200克
- 雞蛋　3顆

〔做法〕

1. 將韭菜切段；雞蛋攪拌均勻。
2. 熱鍋後放油，油熱後加入蛋液炒熟盛起。
3. 鍋中再倒入油，油熱後加入韭菜，拌炒均勻後加鹽，倒入蛋液即可。

〔功效〕

韭菜可以溫補肝腎；雞蛋可以養心安神，補血，滋陰潤肺。

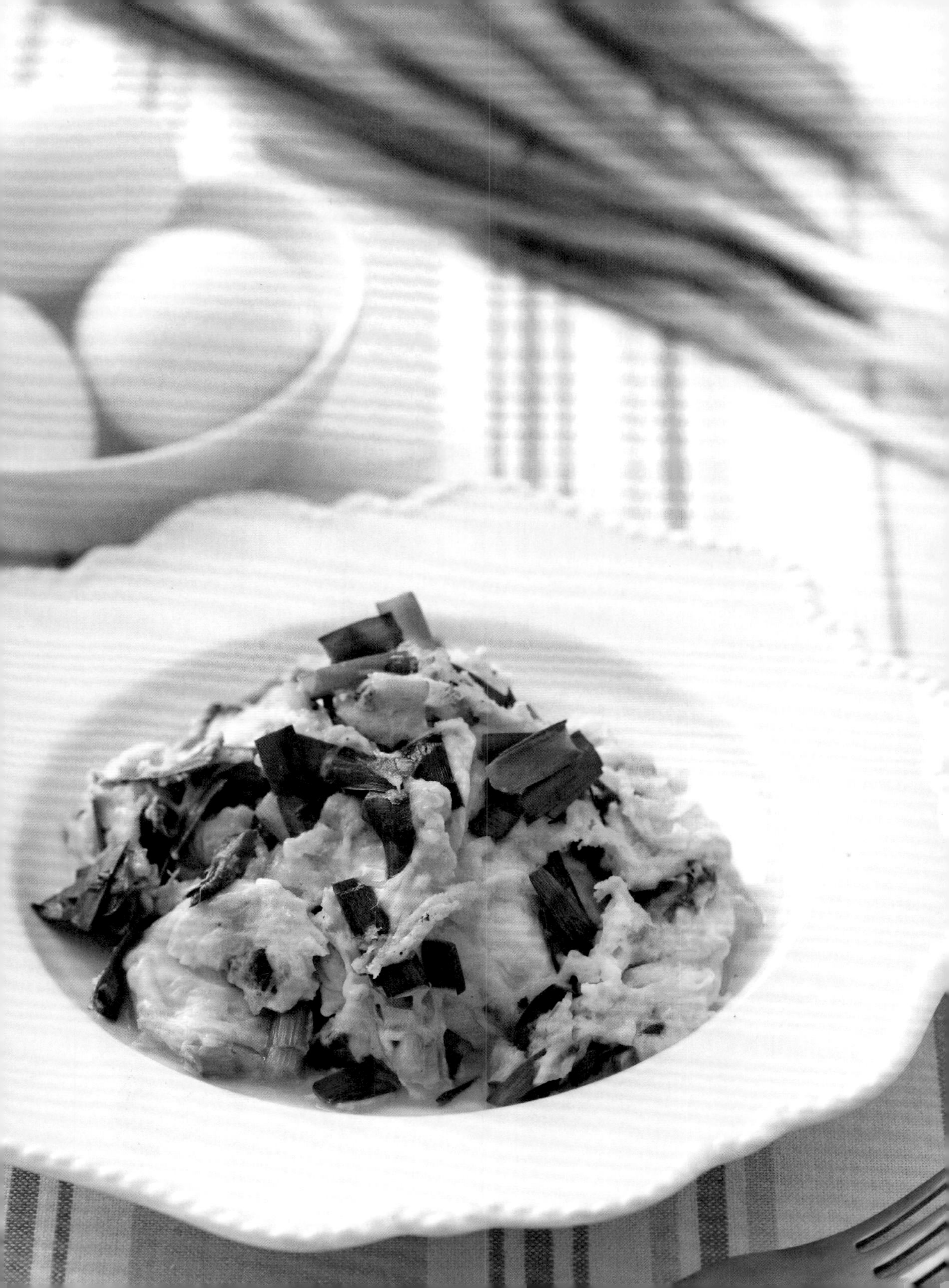

經後補血一期 貳

木耳豬血湯

經後補血一期先用食補的方式慢補，凡是含鐵的食物都可以吃。而我選擇的是比較溫和中性的食材，像是木耳和豬血這兩種食材都含有豐富的鐵質，熱量也非常低，不怕補過頭補到脂肪去。

〔材料〕

- 豬血　1大塊（約碗狀大小）
- 黑木耳　4朵

〔做法〕

1. 將豬血切成小塊。
2. 將黑木耳洗淨（如果是乾黑木耳要先泡開），切成小塊。
3. 將豬血和木耳一起放入湯鍋中，加入水，煮滾後轉小火，續煮至豬血塊浮起，加鹽調味即可。

〔功效〕

每一百公克的豬血只有十九大卡的熱量，卻含有四十五毫克的鐵質；而黑木耳也含有豐富的鐵，這兩者都是很好的補血食物。

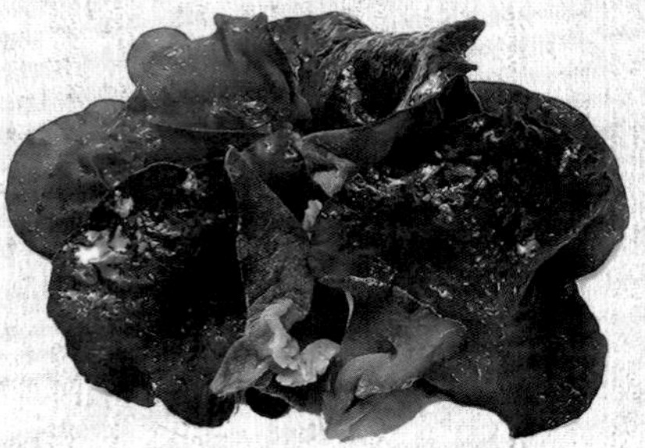

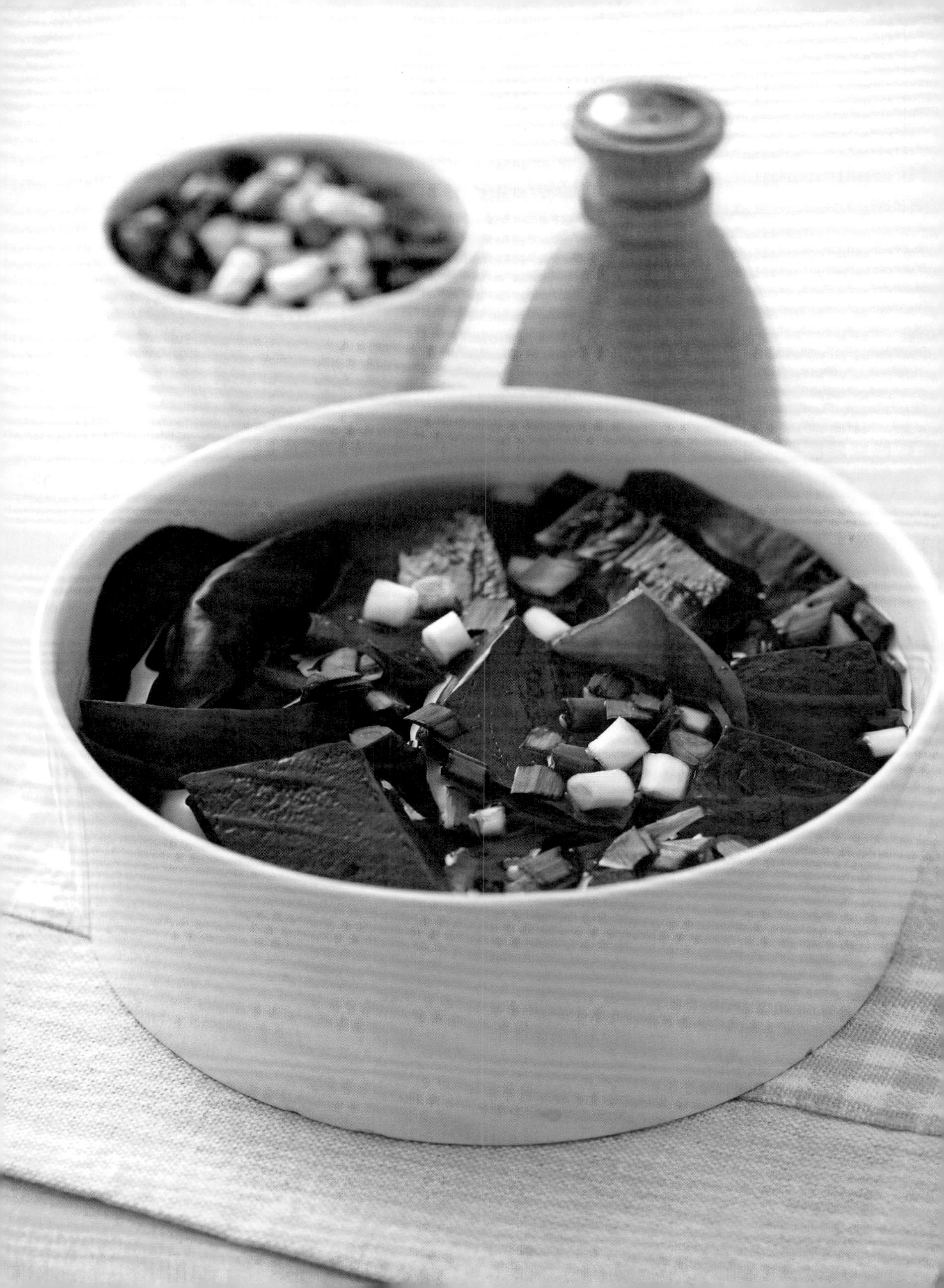

經後補血二期 參

滴雞精

雞湯可以補元氣，而不加一滴水的雞精，
更可把整隻雞的營養精華都吃到肚子裡還不長肉。
我都提醒我的病人，有喝有保庇。
自己在家滴雞湯不但比較經濟實惠，
也不必擔心吃到化學香精或太多調味料的問題。
妳還可以很奢侈地買上好的土雞回來滴，
把最好的蛋白質和膠質都吃到皮膚裡去。

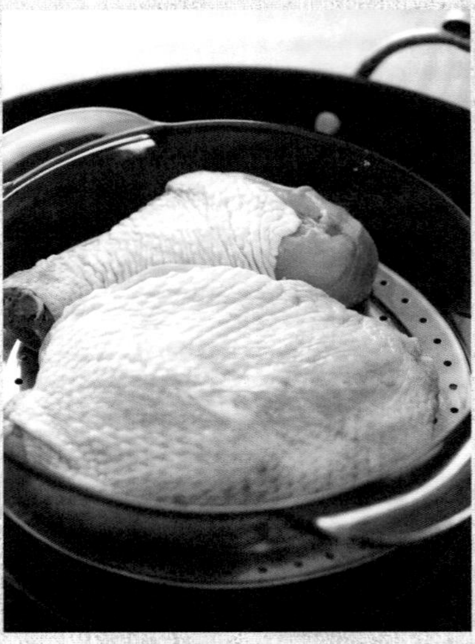

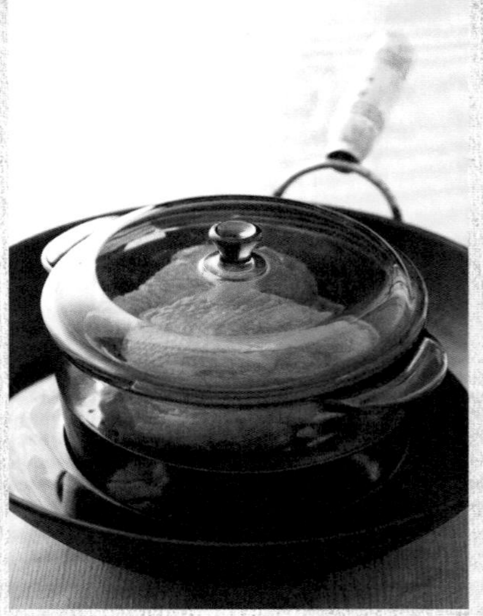

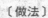

〔材料〕

- 土雞 1隻

〔做法〕

1. 請攤販先把雞的頭、爪剁掉，雞腹內的內臟都清乾淨。視鍋具大小，切成數塊。（如左上圖）
2. 在鍋子裡放一個中間有篩洞的鐵盤，然後把雞放在鐵盤上，讓燉煮後的雞汁可以透過篩洞滴漏而下。（如左下圖）
3. 在炒鍋外放水，以中火燉煮約四小時，注意不要使水燒乾（亦可以電鍋燉煮）。
4. 取出雞汁，待冷卻後除去表面的雞油後，一天分數次於溫熱時飲用。可依個人口感加入少許的鹽調味。

〔功效〕

根據《本草綱目》記載，雞湯能補大虛，有溫補的作用，還能補氣補血，特別適合孕育卵子的關鍵時期飲用。

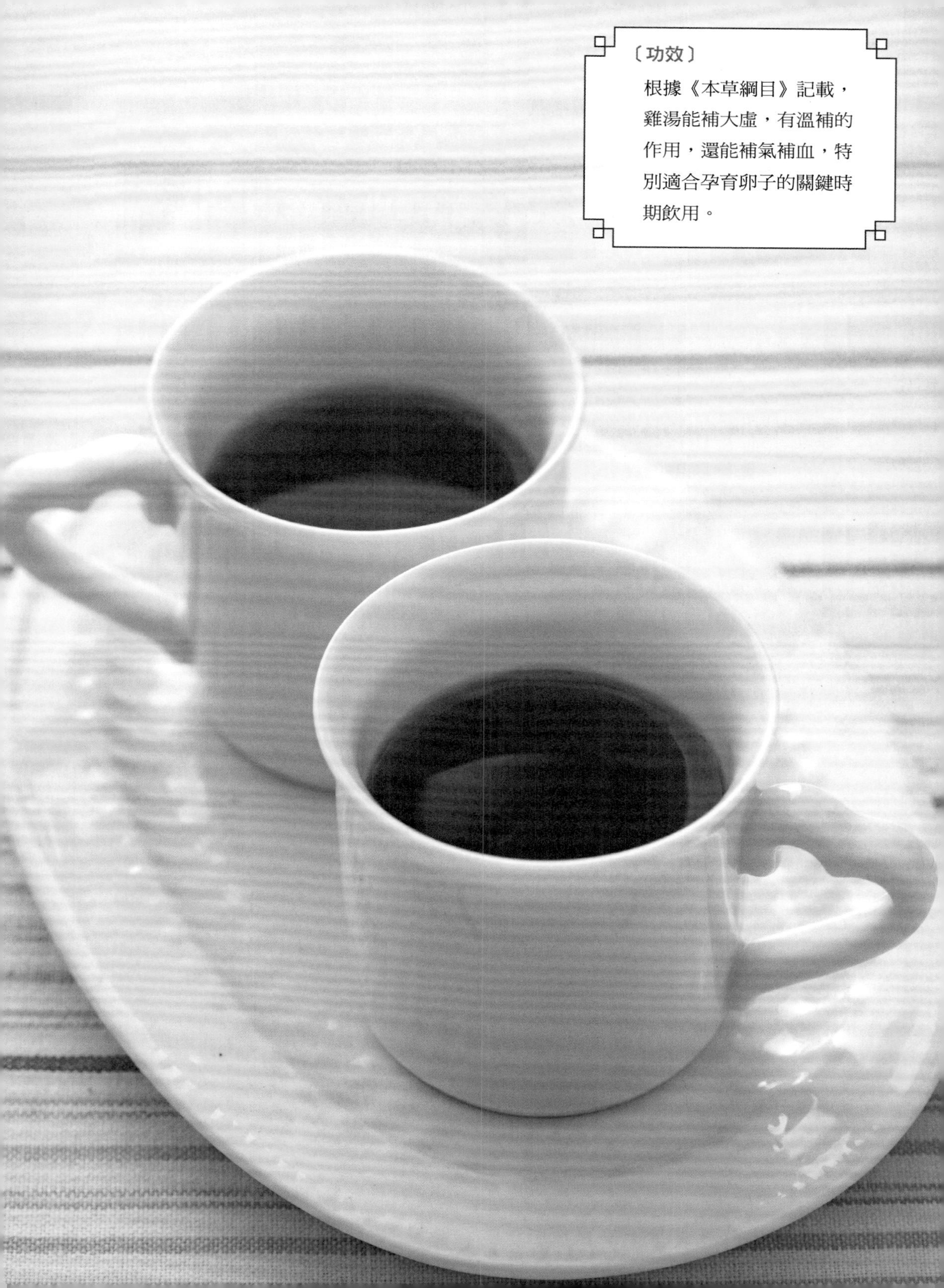

經後補血二期 參

蘿蔔燉牛肉

如果是身體較虛容易貧血的人，我都大大推薦以牛肉補血，實際上紅肉的鐵質比起植物性的鐵質更有效。白蘿蔔可以活血補氣，搭配牛肉一起燉補，可以達到補血補氣又活血的功效。

〔材料〕

- 白蘿蔔　450克
- 牛肉　100克
- 蔥　半根
- 薑　3片
- 八角　3克
- 花生油　少許
- 牛高湯　800克

〔做法〕

1 將蘿蔔去皮切塊。

2 將牛肉切塊，放入滾水中汆燙。

3 鍋中倒入油，油熱後放入蔥、薑、八角爆香，再放入牛肉塊略炒。

4 加入高湯，將牛肉煮到爛，再放入白蘿蔔，煮滾後將浮沫撈掉。

5 將白蘿蔔煮爛，起鍋前加入鹽調味。

〔功效〕

牛肉不但能補氣，也能補血。而蘿蔔有「窮人的人參」之稱，對於滋補養身很有效。

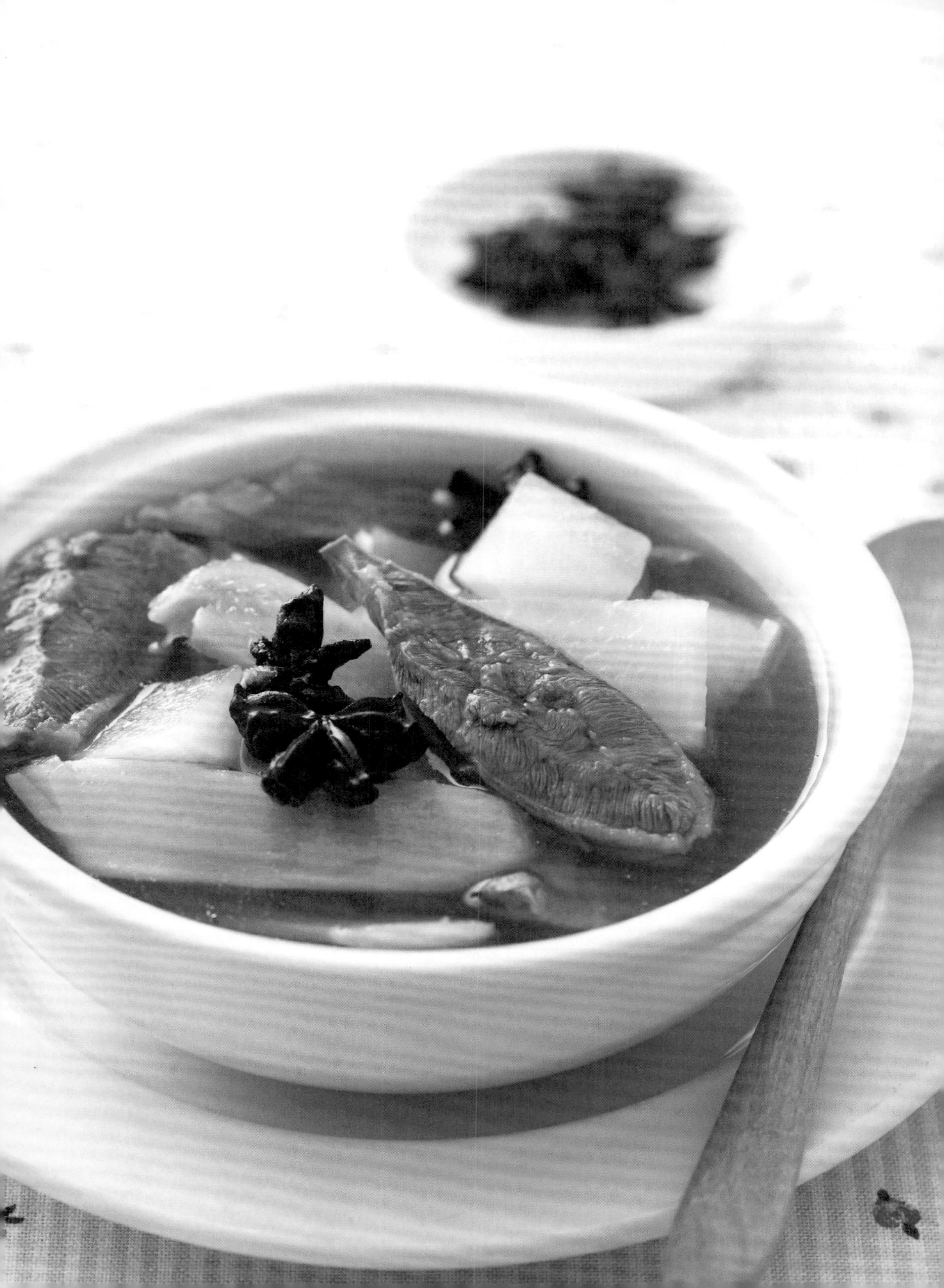

經後補血二期　參

南瓜燉牛肉

結合植物性的鐵質和動物性的鐵質，
雙效合補，補血最佳。
南瓜和牛肉又各自有維生素和微量礦物質，
能促進身體血液循環，
讓身體的脈絡都活絡起來。

〔材料〕

- 牛腱肉　200克
- 南瓜　1／4顆
- 紅椒　1顆
- 黃甜椒　1顆
- 薑　8片
- 鹽　1／3小匙
- 糖　1／2小匙

〔做法〕

1 將牛腱肉洗淨後切塊，放入沸水中汆燙，撈起備用。

2 將做法 1 處理後之牛腱肉放入電鍋中，加水覆蓋過食材，外鍋放一杯水，按下電鍋開關，蒸好備用。

3 將南瓜洗淨，去皮切塊，和蔥薑一起加入做法 2 成品中，外鍋加一杯水，按下電鍋開關，待電鍋跳起後，可以調味食用。

〔功效〕

南瓜和牛肉含鐵量高，都具有補血功能，吃這道料理不但可以大補血，還具有潤肺益氣、使肌膚光滑的效果。

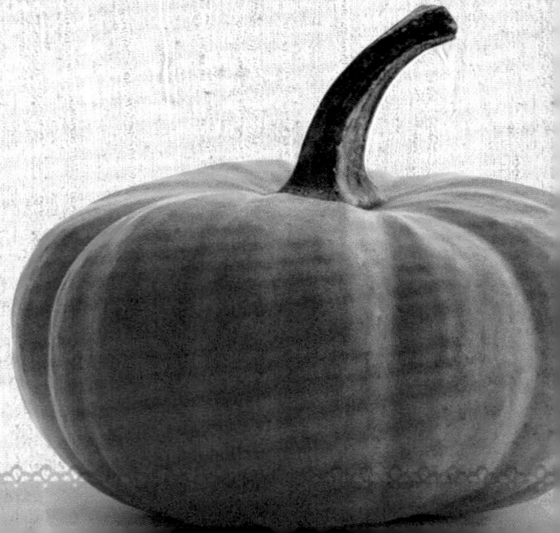

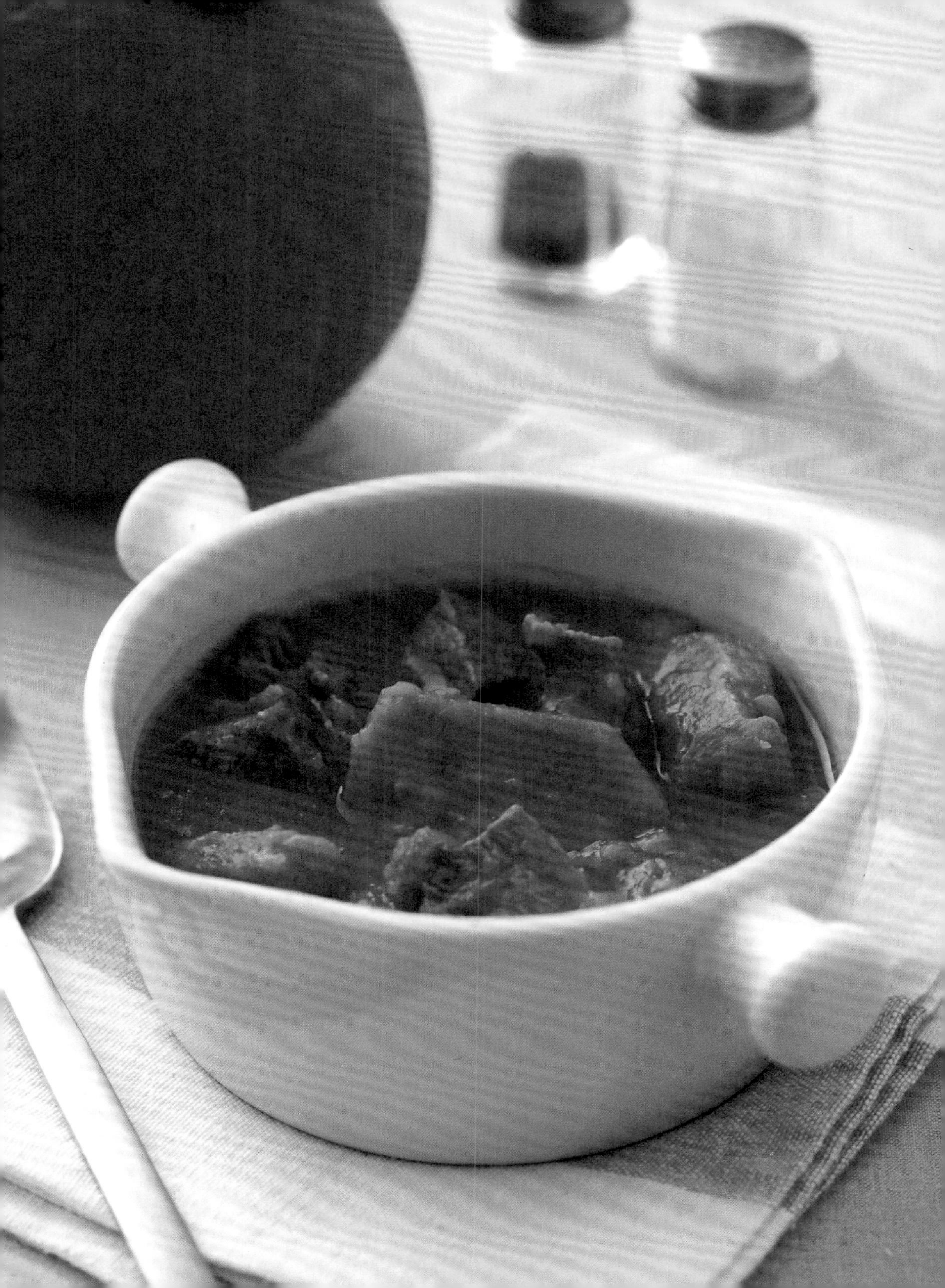

排卵期 肆

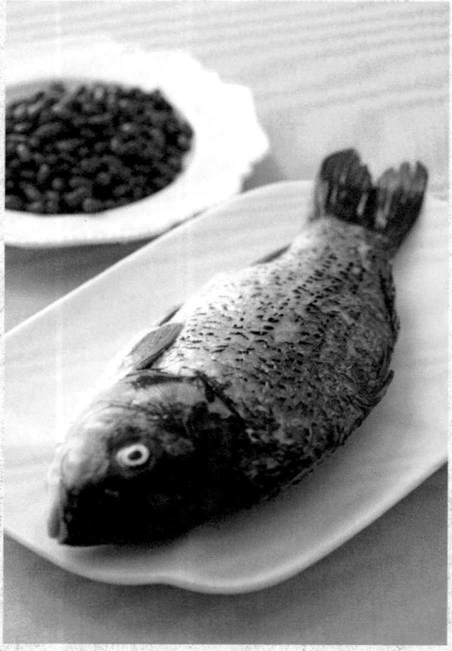

鯉魚紅豆湯

排卵期最重視滋陰養血。滋陰，是為了讓卵子成功地排出來；而養血，是為了給足這顆卵子營養，不要變成空包彈。這道料理同時具備上述兩種功能，是求子的女性排卵期必吃的料理。

〔材料〕

- 鯉魚 1尾
- 小紅豆 60克

〔做法〕

1 把鯉魚去頭尾和去刺，只留下魚肉。

2 取鍋裝1000c.c.清水，把鯉魚和小紅豆一起放入鍋中，以大火煮開後，轉小火，煮到小紅豆軟爛。

〔功效〕

鯉魚具有滋陰功能，紅豆能補血。

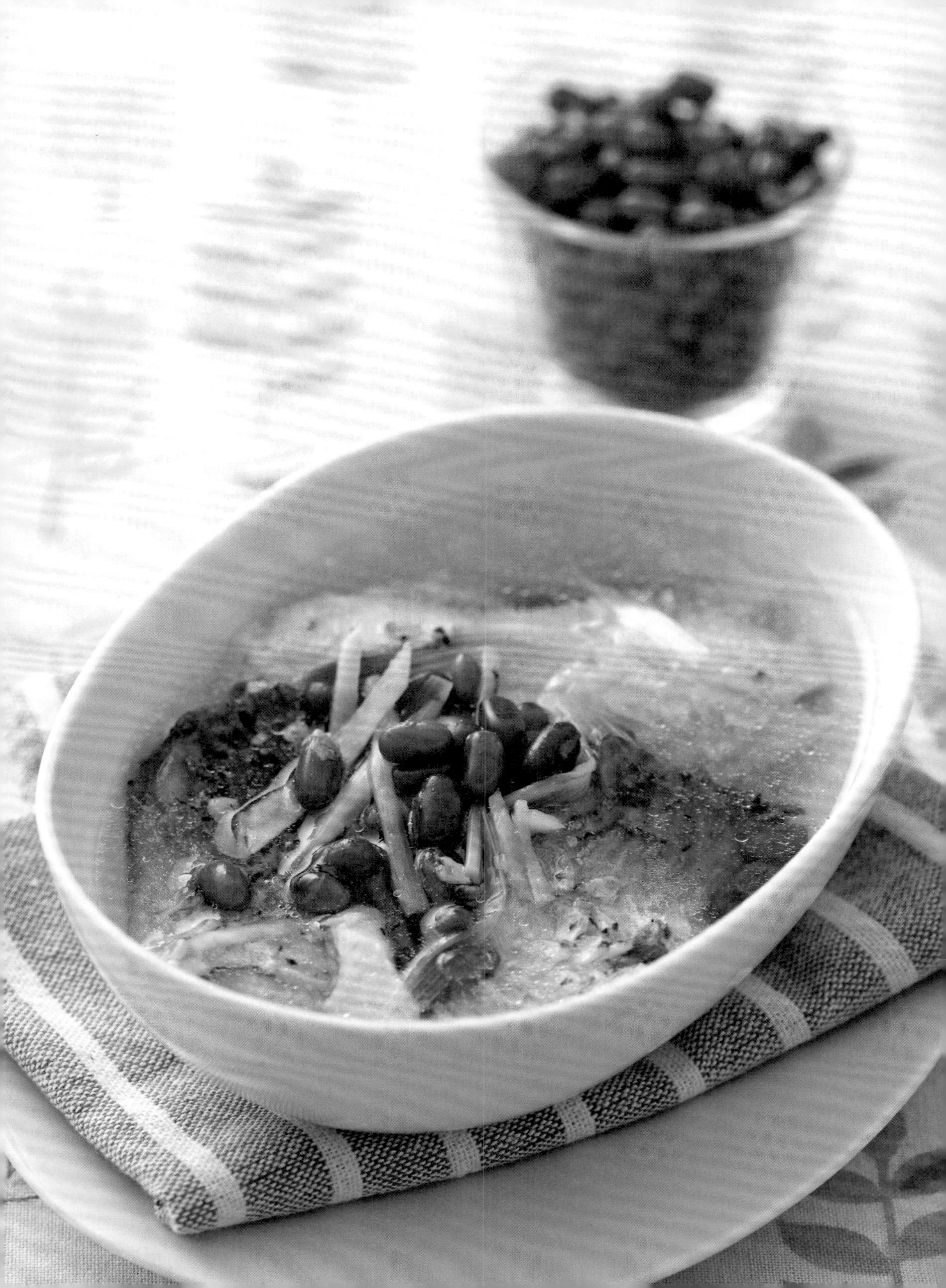

排卵期 肆

花生豬腳

排卵期需要充分的女性荷爾蒙，
也要豐富的蛋白質（蛋白質即是生命之源）。
這道料理不僅有助於女人順利排卵，
還能幫助女人胸部大大成長。

〔材料〕

- 花生 2湯匙
- 豬腳 4兩
- 醬油 2湯匙
- 糖 1茶匙
- 酒 2湯匙

〔做法〕

1 將花生和豬腳洗淨，與醬油、糖和酒一起放入電鍋內鍋中。

2 外鍋加入兩杯水，按下電鍋開關，待電鍋開關跳起即可。

〔功效〕

花生中的不飽和脂肪酸，以及豬腳豐富的膠質，都有利於促進女性荷爾蒙分泌，且能讓胸部變得更挺更飽滿。

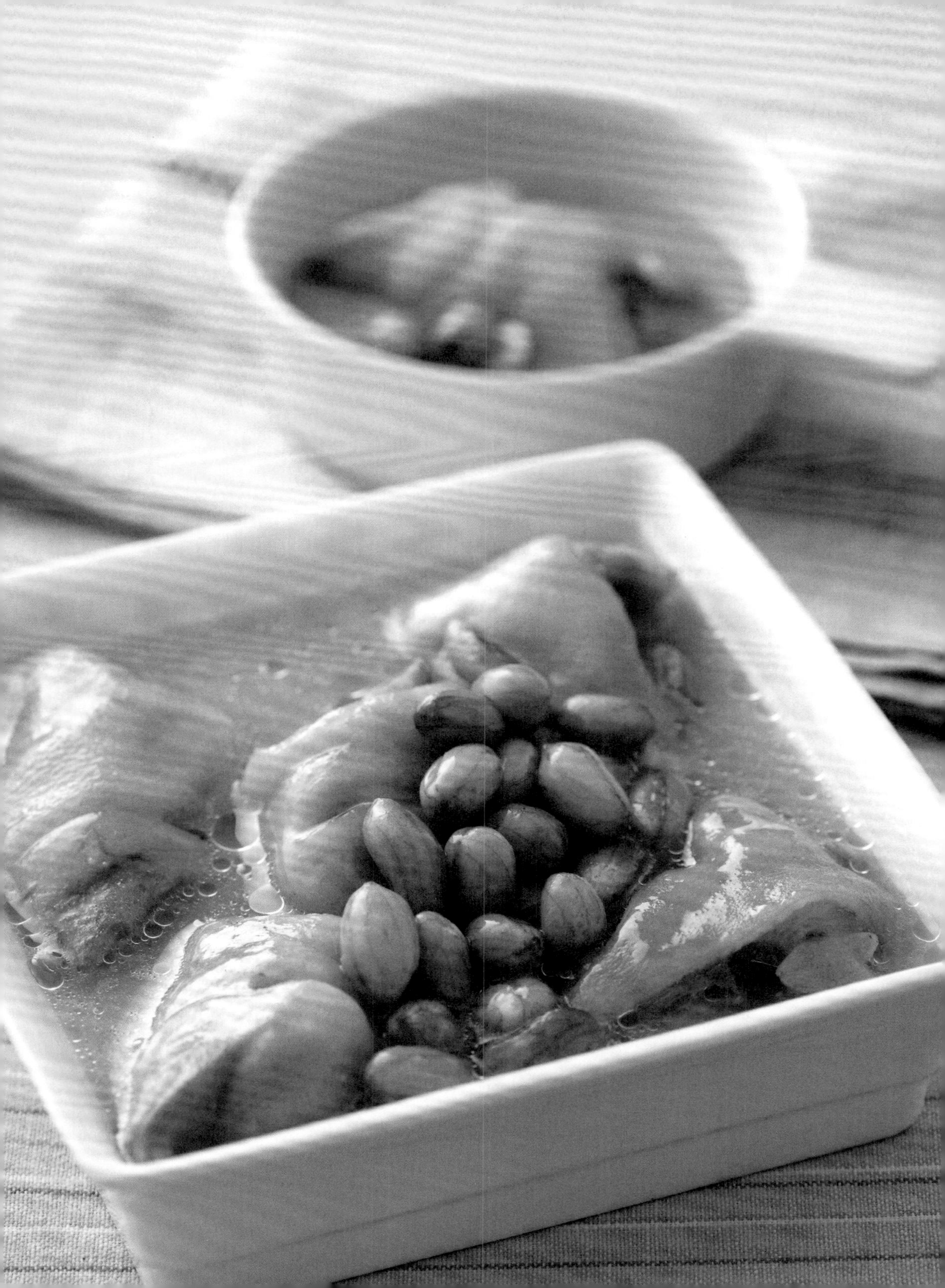

排卵期 肆

參耆玉米排骨湯

排卵也需要足夠的氣，不然卵子就排不出來，所以排卵期也需要補氣。黨蔘和黃耆具有補氣的功能，以這兩種中藥材為基底，加上蛋白質和鈣質含量很高的豬排骨，能幫助女人順利排卵。

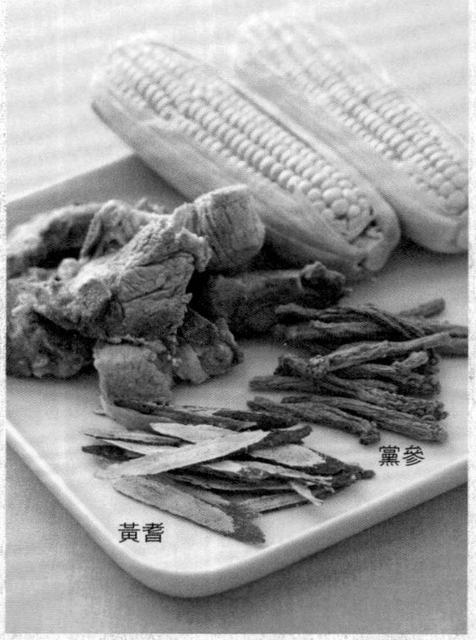

〔材料〕

- 黨參 9克
- 黃耆 9克
- 黃玉米 2根
- 小排骨 半斤
- 鹽 2小匙

〔做法〕

1 將玉米洗乾淨，切成小段備用。
2 將小排骨洗淨，放入沸水中氽燙，撈起備用。
3 將做法的 1 和 2 加入黨參、黃耆一起放進電鍋內鍋中，加入水覆蓋食材後，外鍋加入兩杯水，按下電鍋開關，待電鍋開關跳起後，調入鹽巴即可。

〔功效〕

黨參和黃耆可以補氣，而玉米含有維生素E，小排骨有鈣質和蛋白質。這道料理可以維持女性荷爾蒙正常分泌，促成排卵順利。

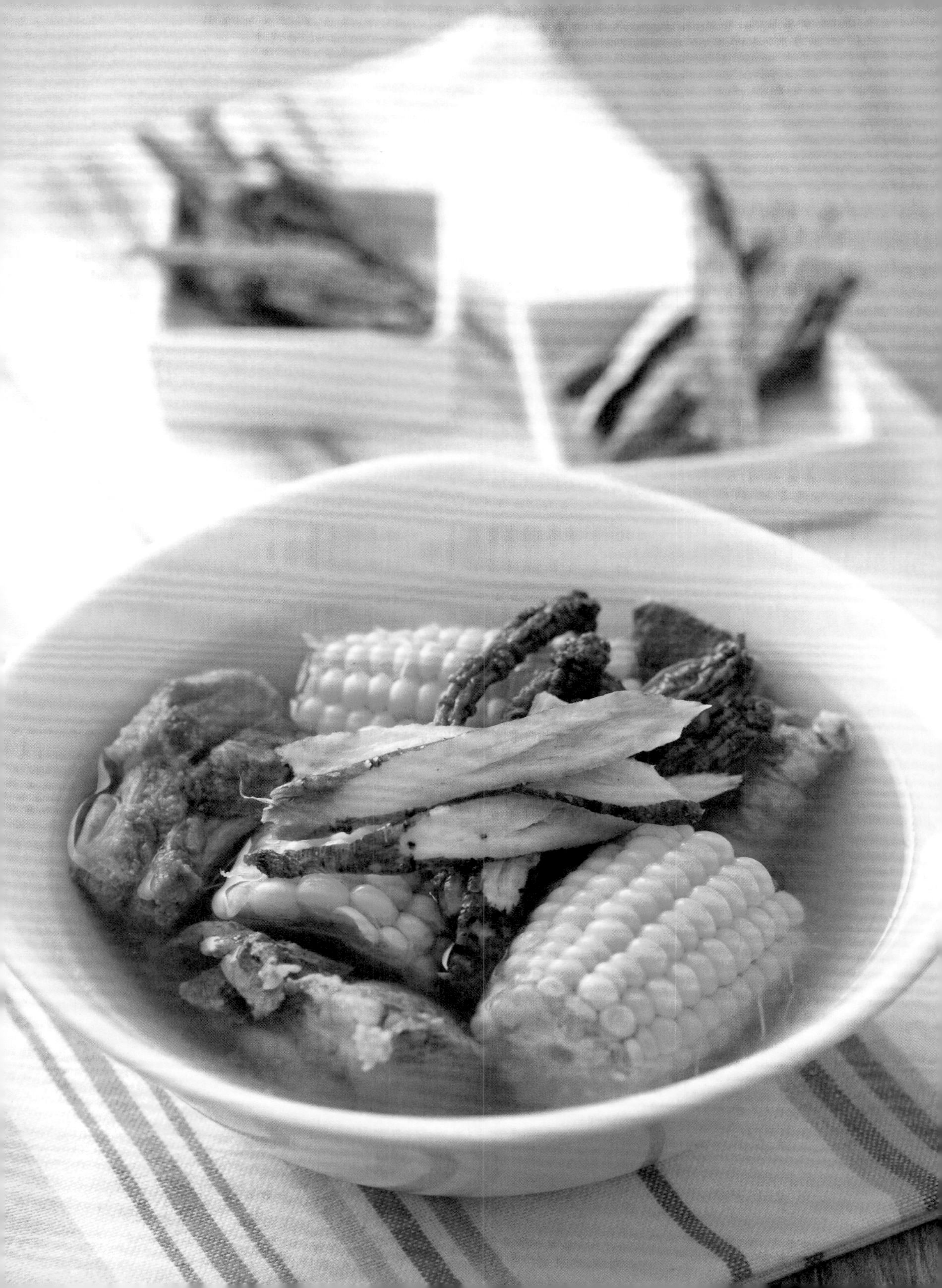

經前補氣一期 伍

陳皮紅豆薏仁湯

對於飽受經前症候群所苦的女人，我建議從經前補氣一期就開始小補，預防勝於治療。這道料理能緩和因小紅期前過猛的陽長運動，而造成嚴重的經前症候群。

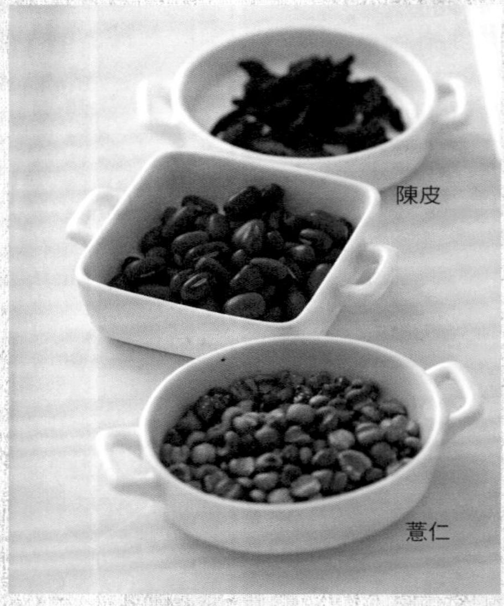

〔材料〕

- 紅豆 150克
- 糙薏仁 150克
- 陳皮 4克
- 糖 60克
- 水 1000克

〔做法〕

1 將紅豆和糙薏仁洗淨，加水浸泡2小時。

2 做法 1加入 陳皮後，一起用大火煮滾後，再轉小火煮2小時，起鍋前加糖調味。

〔功效〕

可消水腫，適合各種體質食用。其中紅豆能預先補血，對於陽長運動太猛的體質也有消熱解毒的效果；而糙薏仁亦有抑制發炎的功效，很適合在經前期食用。糙薏仁亦可用薏仁取代，但前者有更豐富的維他命B群。

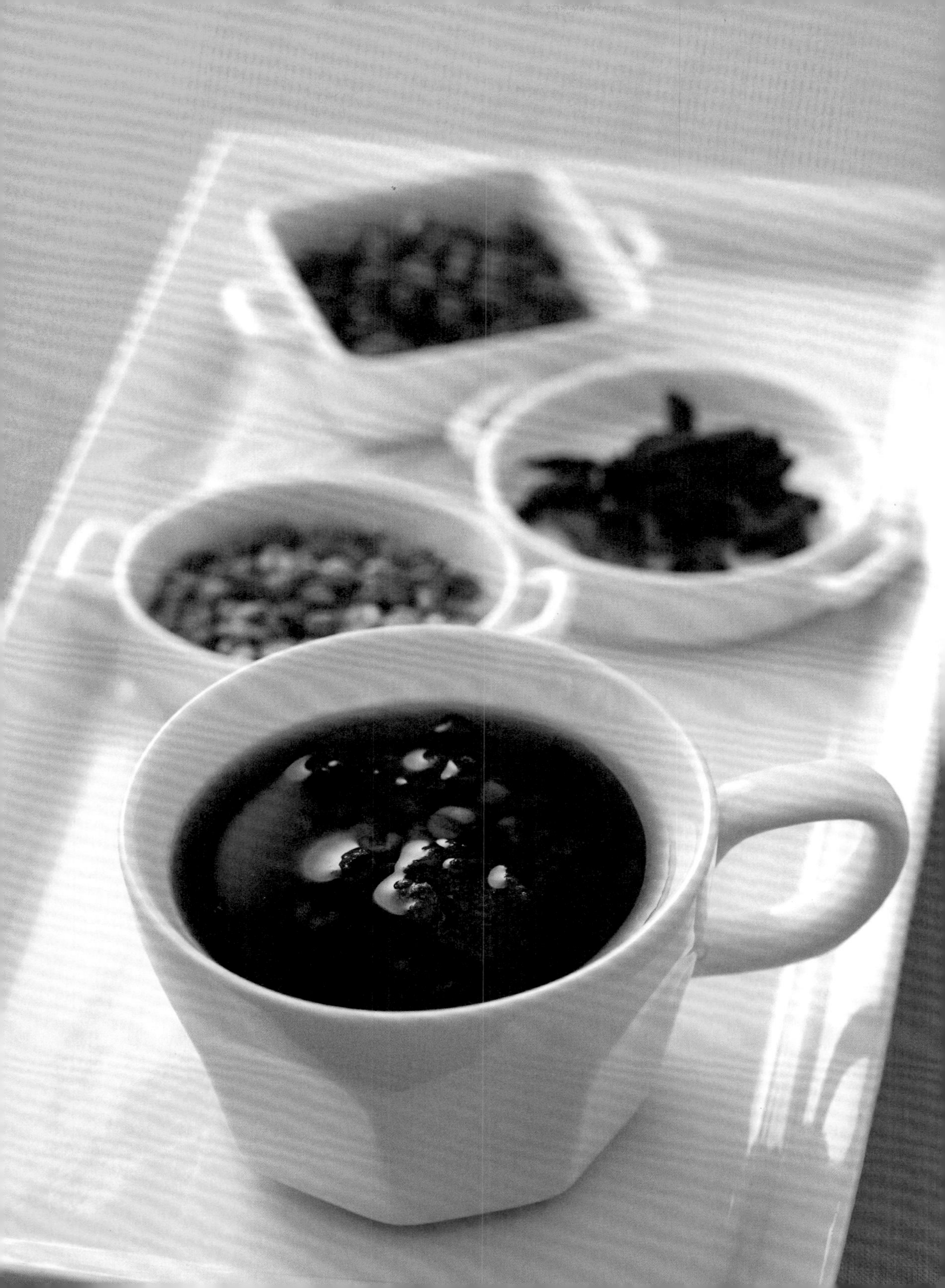

經前補氣一期 伍

暖身補氣茶

小紅期來之前，要先暖身，否則小紅期來時，全身氣血往下衝，身體會變得很冷、血液循環也不好。如果是平常手腳冰冷的美眉，經前補氣一期開始喝這道茶飲，就能氣行血順，全身暖呼呼。

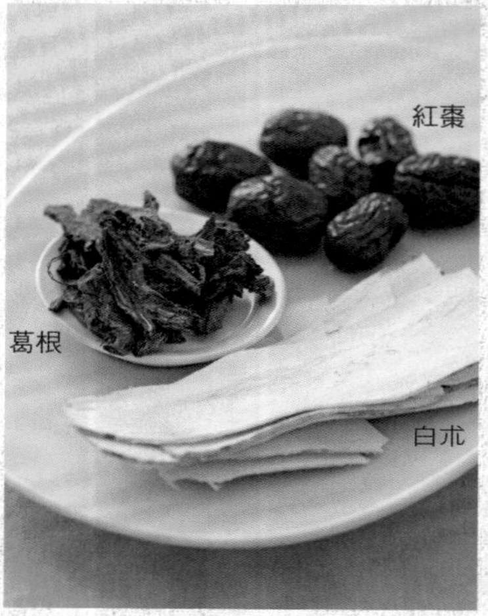

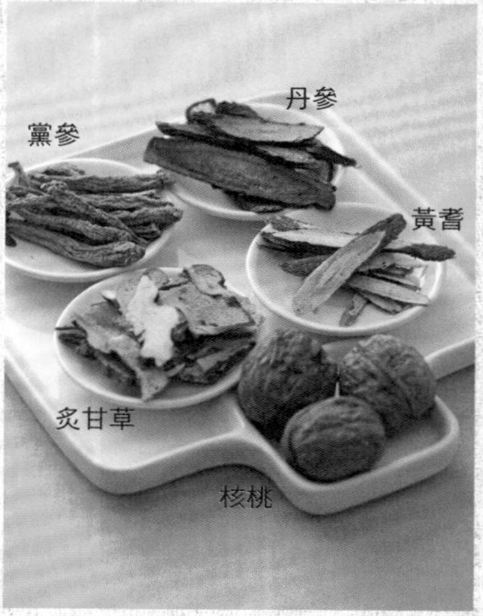

〔材料〕

◆黨參	15克
◆黃耆	15克
◆核桃	9克
◆丹參	9克
◆白朮	6克
◆葛根	5克
◆紅棗	9顆
◆炙甘草	5片
◆水	2000cc

〔做法〕

1 將藥材洗淨後，放入鍋中，加入清水蓋過藥材，浸泡約二十分鐘。

2 在做法 1 的鍋中倒入2000c.c.的水，用大火煮滾後，轉小火煮十五分鐘。

3 用濾網將藥水濾出，裝在保溫瓶裡，當水飲用。

〔功效〕

黨參、黃耆、核桃和丹參能補氣，紅棗能補血，把氣血養好，就不怕經前症候群來襲。

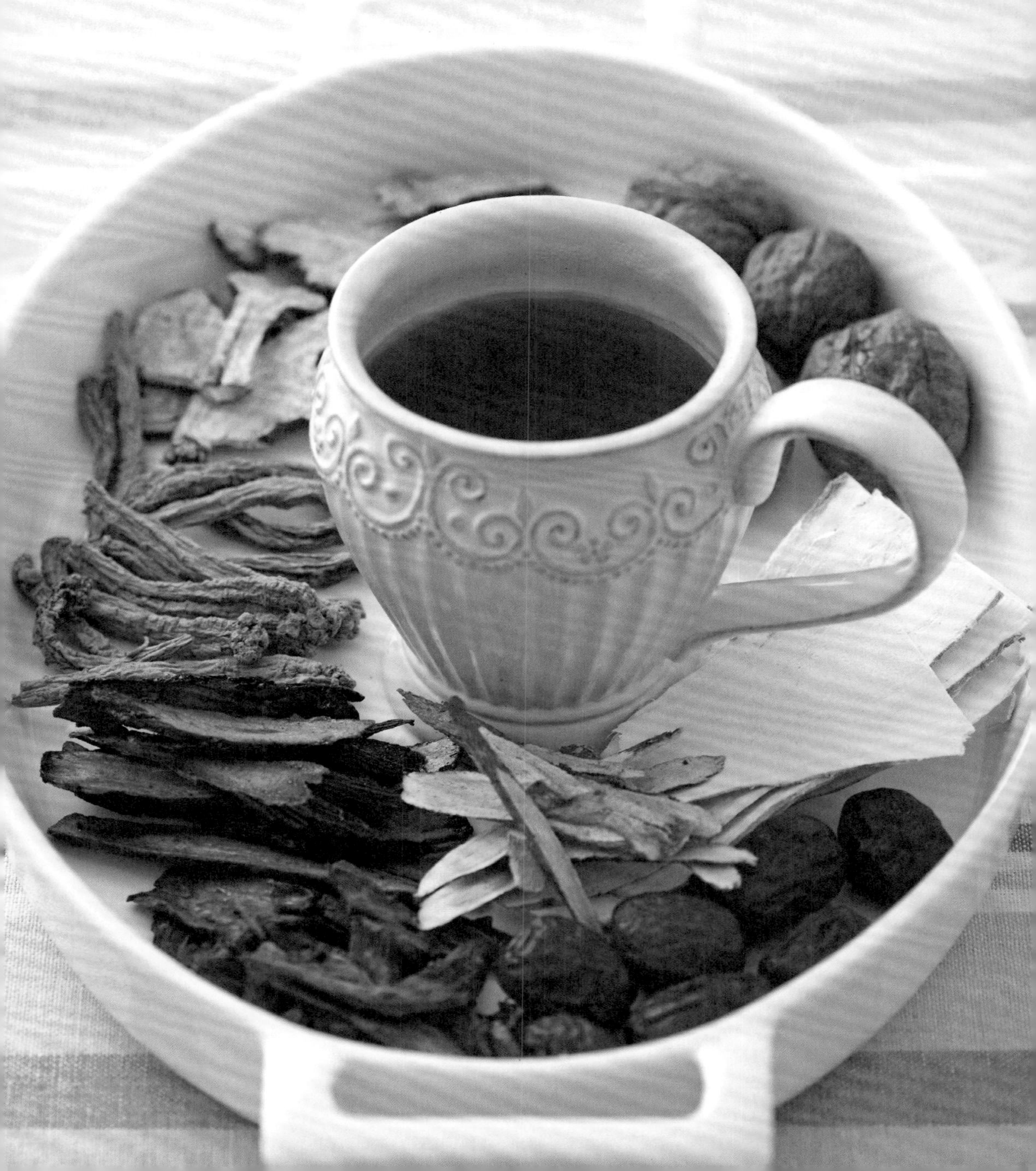

經前補氣一期　伍

沙參杏仁蒸魚

在經前補氣一期，是子宮內膜增厚護養期。既要補氣，也要養好子宮內膜，這麼一來，就可以減少接下來的經前徵候群症狀了。

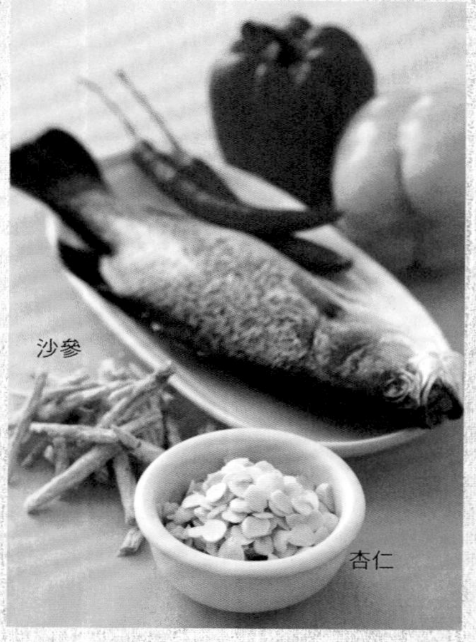

〔材料〕

- 紅辣椒　3根
- 沙參　一個
- 杏仁　一小匙
- 鱸魚　一尾

〔做法〕

1. 將紅辣椒洗淨剁碎備用。
2. 將沙參洗淨切塊備用。
3. 將鱸魚洗淨，用餐巾紙拭去表面多餘水分，放入盤中，加入沙參，上面撒上杏仁，一起放入電鍋內鍋中，外鍋放一杯水，按下電鍋開關，蒸熟。
4. 熱鍋後放入油，油熱後放入做法 1 和 2 之食材，炒至香味釋出。
5. 將蒸熟的鱸魚取出，淋上做法 4 ，即可盛盤。

〔功效〕

沙參可以滋陰，有助於養護子宮內膜；鱸魚可以補氣。

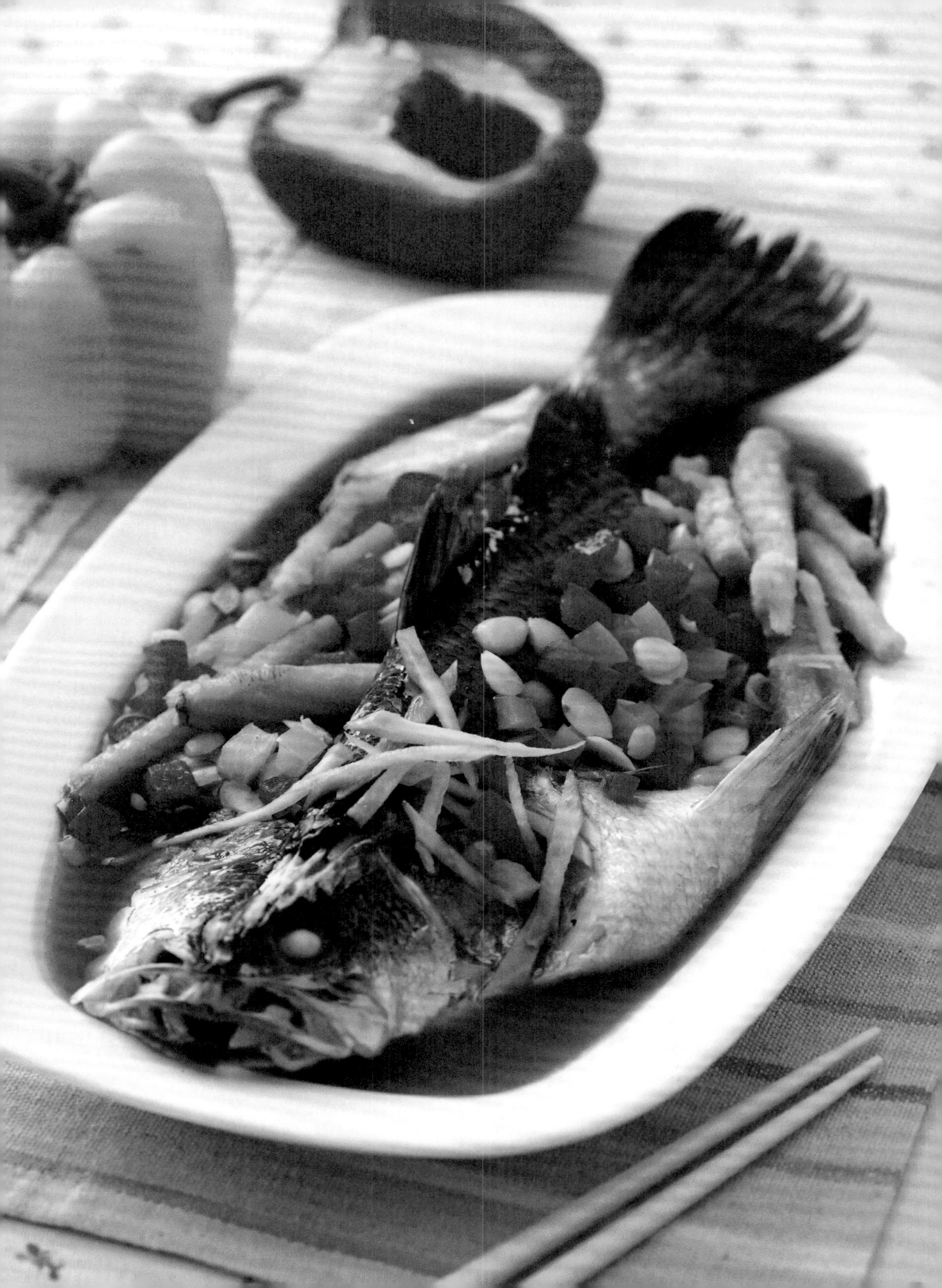

經前補氣二期 陸

陳皮甘草茶飲

經前症候群都會在這個時期發生，通常是因為身體血氣調度得很強烈，導致於身體太燥熱所引發的。所以可以吃一點溫性的陳皮甘草降肝火，緩和經前症候群。薏仁也可以消除經前水腫的症狀。

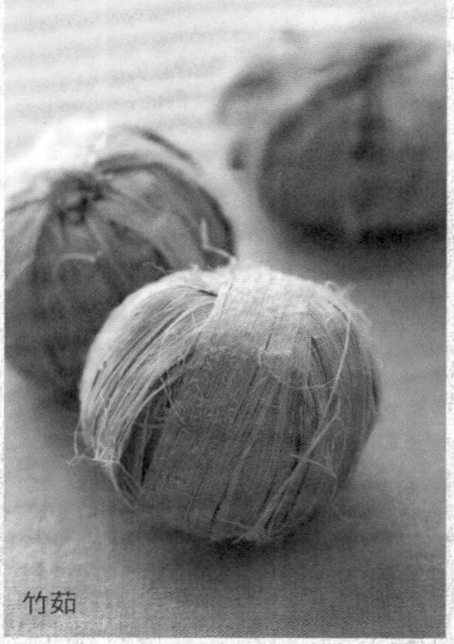
竹茹

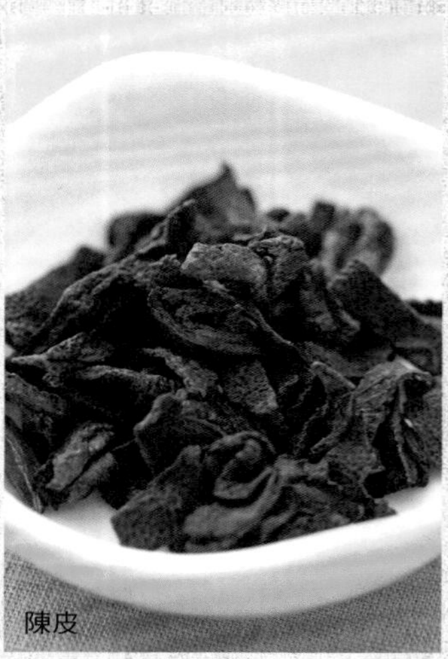
陳皮

〔材料〕

- 薏仁 15克
- 陳皮 6克
- 竹茹 6克
- 草決明 6克
- 甘草 3克

〔做法〕

1. 將所有材料放入電鍋內鍋中，並加水覆蓋食材。
2. 將做法 1 放入電鍋，外鍋加2杯水，按下電鍋開關，待電鍋開關跳起，取出後濾渣飲用。

〔功效〕

薏仁能健脾利水消腫，陳皮能健脾理氣，竹茹能清熱化痰，草決明能清肝明目利水，整體來說具有緩和經前症候群的功效。

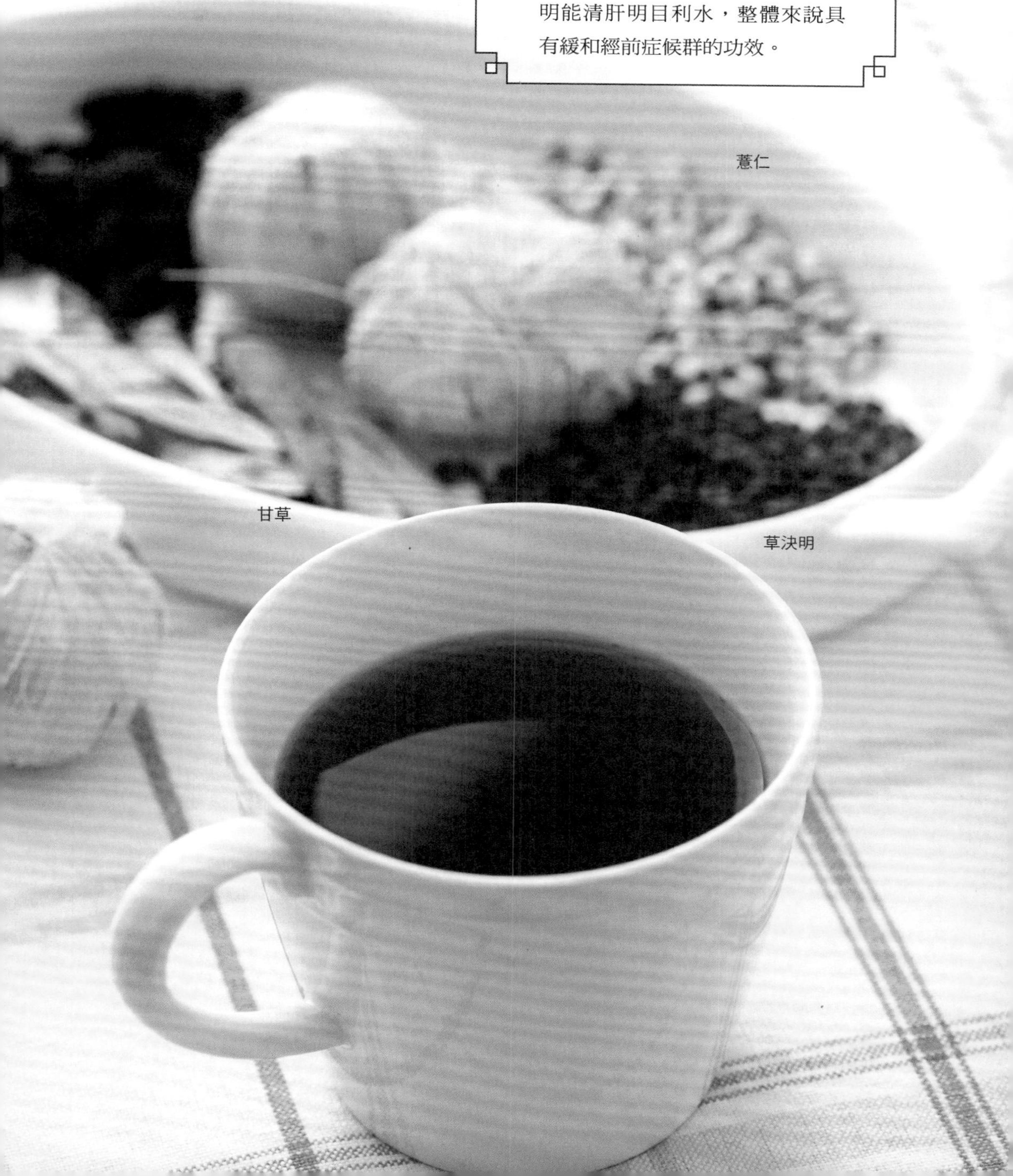

經前補氣二期 陸

參鬚桂圓茶

有些女生很容易出現「熊貓眼」，遮瑕膏都用得很多，尤其是小紅期來之前，看起來說有多憔悴就有多憔悴，這是因為氣血都不足的緣故。可以在經前補氣二期好好補一下，只要每天來一杯參鬚桂圓茶就搞定了。

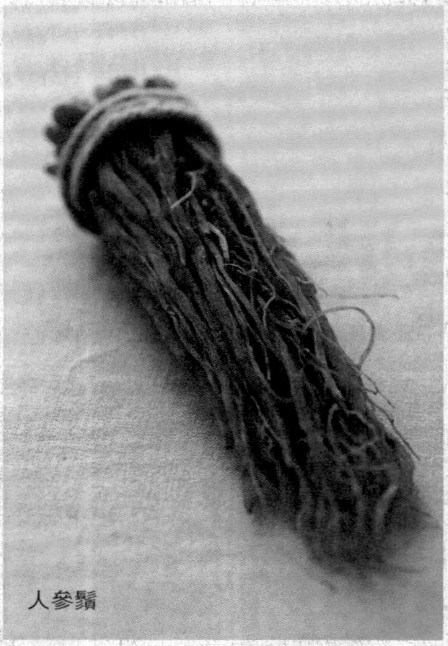

人參鬚

〔材料〕

- 桂圓肉　20克
- 麥門冬　20克
- 人參鬚　6克

〔做法〕

1. 將人參鬚切成數段後，加入桂圓肉和麥門冬，一起放入電鍋內鍋中。
2. 內鍋加水3至5杯，外鍋加1杯水。
3. 待電鍋開關跳起之後，用濾網將藥水濾出，裝在保溫瓶裡，當水飲用。

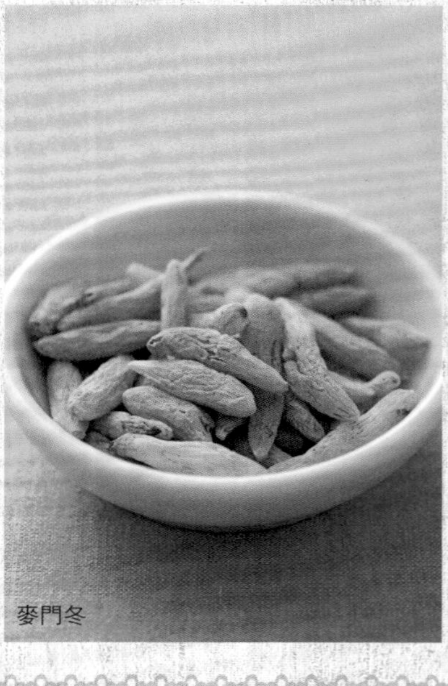

麥門冬

〔功效〕

人參和桂圓都有補氣補血的功能，還可溫暖身體，讓血液循環變好。麥門冬則可生津潤燥，清養肺胃。

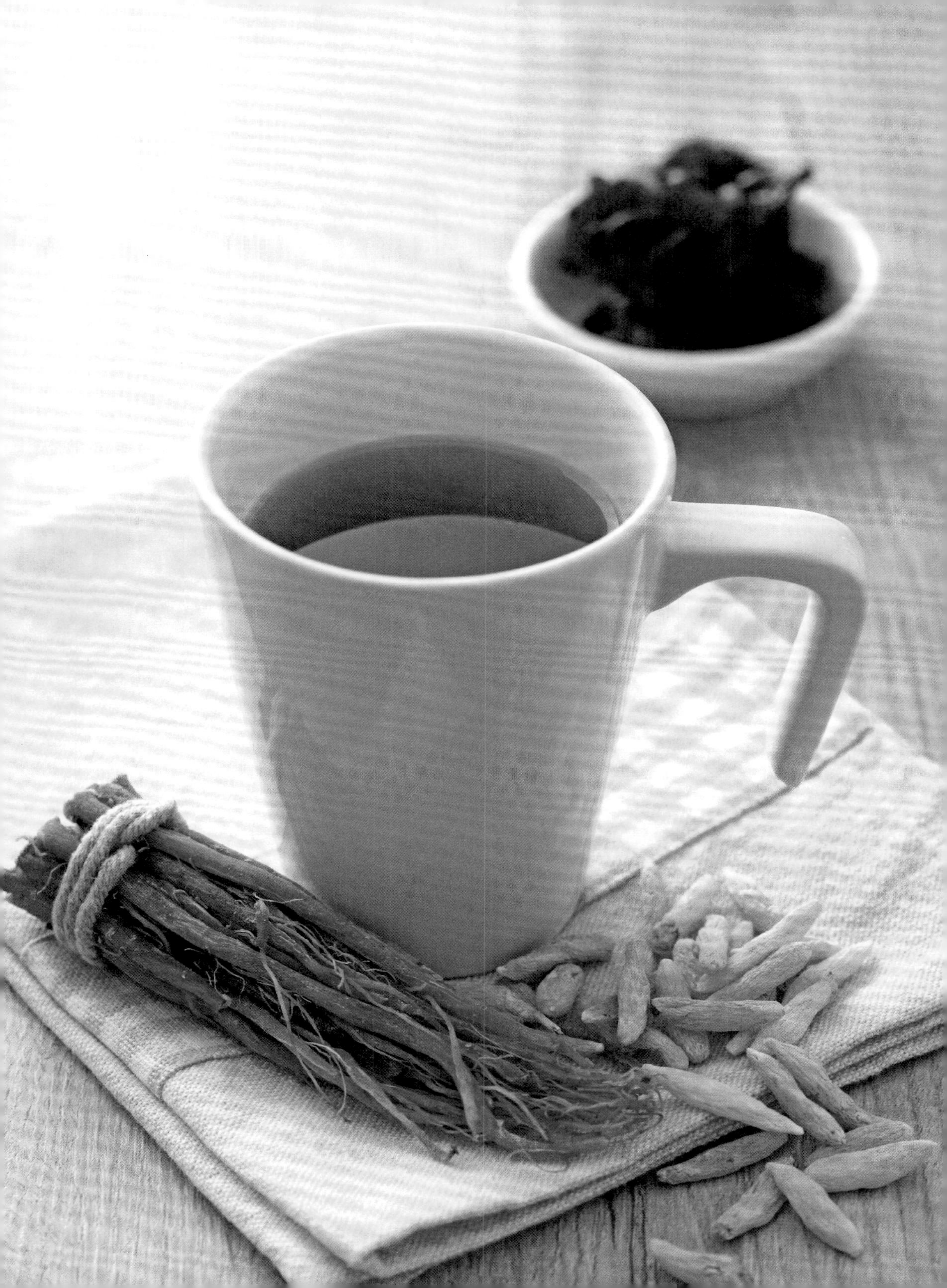

經前補氣二期 陸

雙參燉豬肉

身體虛弱的女人在經前補氣一期，頭昏眼花的症狀會特別明顯，此時最需要補的是元氣，同時滋養身體。人參能補元氣，海參能養血潤燥；豬瘦肉能提供修復身體細胞的氨基酸營養，吃起來不油不膩沒負擔。

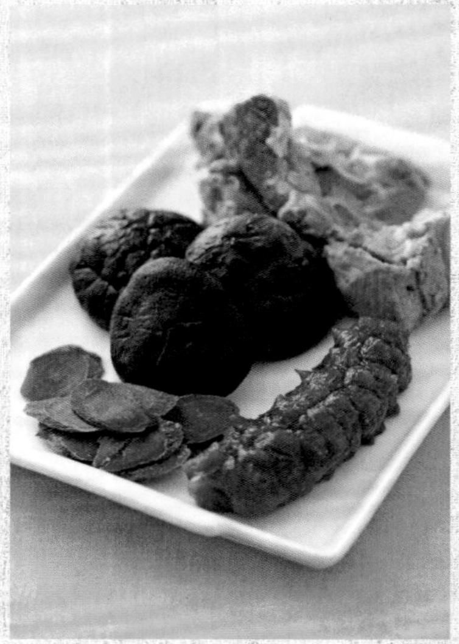

〔材料〕

- 人參 40克
- 海參 一個
- 肉排 半斤
- 乾香菇 6朵
- 魚露 1匙

〔做法〕

1. 將人參和海參切片備用。
2. 將肉排洗淨後切小塊，放入沸水中汆燙，撈起備用。
3. 將香菇洗淨切絲備用。
4. 將上述三道步驟中的食材全部放入電鍋中，加水覆蓋所有食材，外鍋加入一杯水，按下電鍋開關。
5. 待鍋開關跳起後，加入鹽巴和魚露調味，再燜六分鐘即可盛碗。

〔功效〕

適合氣虛脾虛的女人，此道食療可以幫助腸胃吸收，大補元氣。

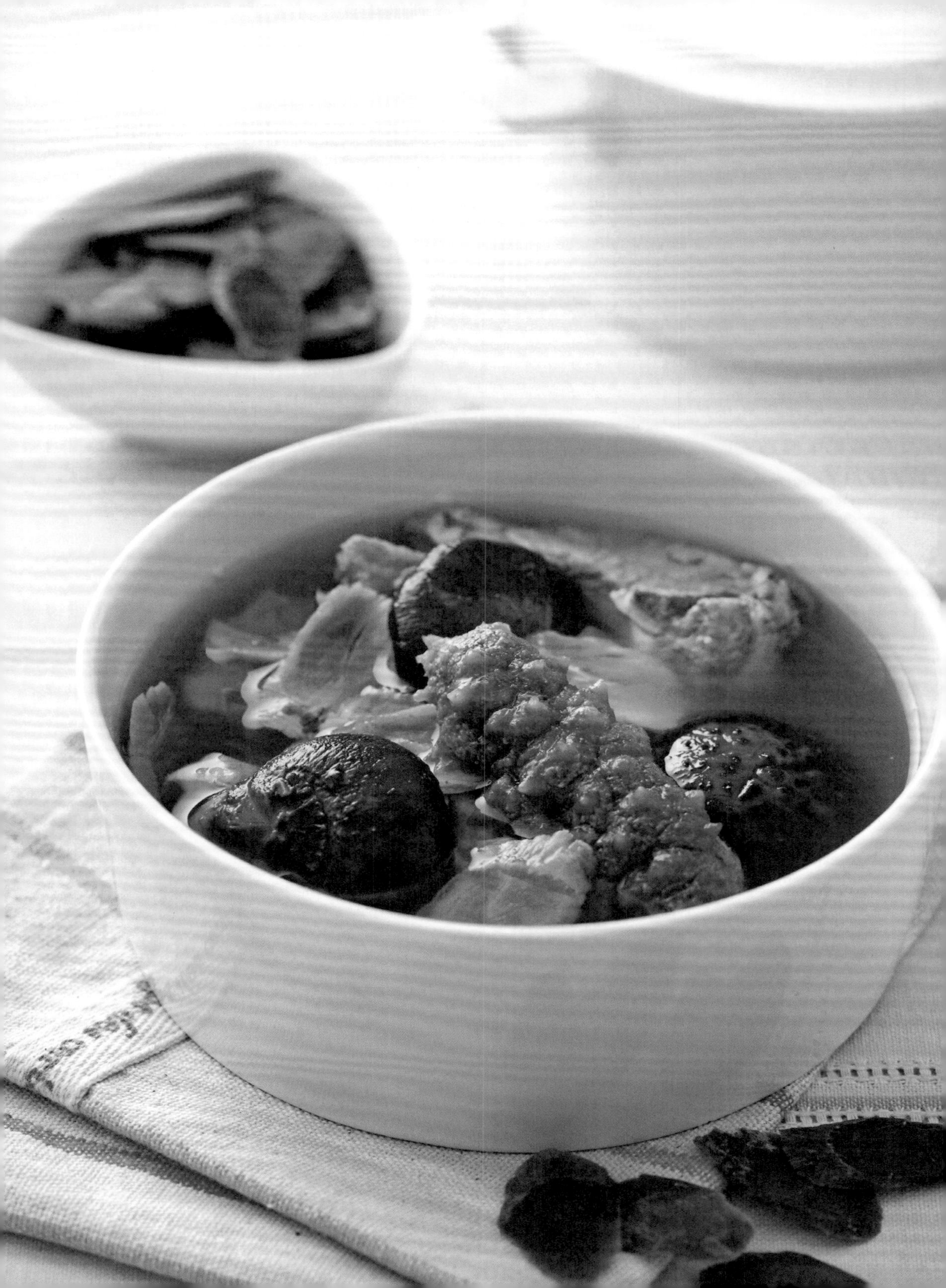

身體文化 122

小紅調經書：6階段生理週期健康法，28天變瘦變美變年輕

作　者—鄒瑋倫
責任編輯—郭香君
執行企劃—張燕宜
插　畫—黎宇珠
攝　影—廖家威
封面、內頁版型設計—比比司設計工作室
董事長　總經理—趙政岷
總編輯—余宜芳
出版者—時報文化出版企業股份有限公司
10803台北市和平西路三段二四〇號四樓
發行專線—（〇二）二三〇六—六八四二
讀者服務專線—〇八〇〇—二三一—七〇五
（〇二）二三〇四—七一〇三
讀者服務傳真—（〇二）二三〇四—六八五八
郵撥—一九三四四七二四時報文化出版公司
信箱—台北郵政七九～九九信箱
時報悅讀網—http://www.readingtimes.com.tw
電子郵箱—history@readingtimes.com.tw
時報出版臉書 http://www.facebook.com/readingtimes.fans
流行生活線臉書 http://www.facebook.com/ctgraphics
法律顧問—理律法律事務所　陳長文律師、李念祖律師
印　刷—華展彩色印刷股份有限公司
初版一刷—二〇一四年九月十二日
初版二刷—二〇一五年五月二十二日
定　價—新台幣三五〇元
⊙行政院新聞局局版北市業字第八〇號

國家圖書館出版品預行編目（CIP）資料

小紅調經書：6階段生理週期健康法，28天變瘦變美變年輕 / 鄒瑋倫作. -- 初版. -- 臺北市：時報文化, 2014.09
面；　公分

ISBN 978-957-13-6053-9(平裝)

1. 月經 2. 月經異常 3. 婦女健康 4. 中醫

417.12　　103015393

ISBN 978-957-13-6053-9
Printed in Taiwan